AF383545

DES

FIÈVRES,

INTERMITTENTES et CONTINUES;

Par Raymond **Faure**, *d. m.*,

MÉDECIN DES SALLES MILITAIRES DE L'HÔPITAL St-ÉLOI DE MONTPEL-
LIER, CORRESPONDANT DE LA SOCIÉTÉ DE MÉDECINE DE BORDEAUX,
DE L'ACADÉMIE DES SCIENCES, BELLES-LETTRES ET ARTS DE LA MÊME
VILLE, DE L'ACADÉMIE ROYALE D'HISTOIRE DE MADRID.

> La question des fièvres étant fondamentale
> en médecine, il importe que leur doctrine
> subisse toutes les réformes dont elle est sus-
> ceptible, ou que l'erreur en soit bannie avec
> plus de soin.　　　F.

PRIX : 3 FR. 50 C.

A PARIS,

Chez J.-B. BAILLIÈRE, Libraire de l'École de Médecine,
rue de l'École de Médecine, n° 13 *bis*.

ET A MONTPELLIER,

CHEZ LES PRINCIPAUX LIBRAIRES.

1833.

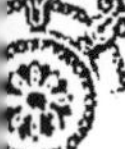

Td $\frac{60}{158}$

(Les pages 50g et suivantes sont interverties
la dernière page doit être cotée 51g au lieu de)
11g

N° 660

DES

FIÈVRES,

INTERMITTENTES

ET CONTINUES.

DES

FIÈVRES,

INTERMITTENTES

ET CONTINUES;

PAR

Raymond Faure, d. m.,

MÉDECIN DES SALLES MILITAIRES DE L'HÔPITAL St-ÉLOI DE MONT-PELLIER, CORRESPONDANT DE LA SOCIÉTÉ DE MÉDECINE DE BORDEAUX, DE L'ACADÉMIE DES SCIENCES, BELLES-LETTRES ET ARTS DE LA MÊME VILLE, DE L'ACADÉMIE ROYALE D'HISTOIRE DE MADRID.

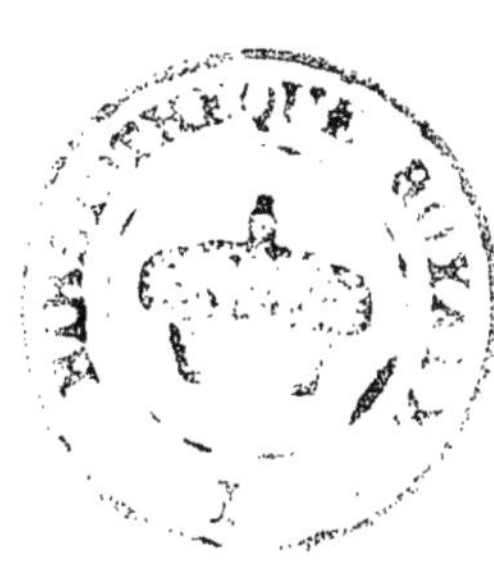

> La question des fièvres étant fondamentale en médecine, il importe que leur doctrine subisse toutes les réformes dont elle est susceptible, ou que l'erreur en soit bannie avec plus de soin.　　F.

A PARIS,

Chez J.-B. BAILLIÈRE, Libraire de l'École de Médecine,
rue de l'École de Médecine, n° 15 *bis*.

ET A MONTPELLIER,

CHEZ LES PRINCIPAUX LIBRAIRES.

1833.

MONTPELLIER, IMPRIMERIE D'AUGUSTE RICARD.

INTRODUCTION.

Un médecin qui annoncerait aujourd'hui un traité des fièvres, serait sûr de trouver le public médical fort mal disposé à le lire, tant on a inutilement publié d'écrits qui portaient ce titre. Les dictionnaires de médecine, où l'article de ces maladies a été mis comme d'autres à la hauteur des connaissances acquises, sont loin d'avoir détruit cette prévention contre les pyrétologies. En effet, ce sont toujours de nouveaux remaniemens des mêmes matériaux, qui offrent assez peu de différences remarquables pour qu'on ne doive presque les considérer que comme des travaux d'obligation. Si l'on interroge les médecins de bonne foi, ils avouent que la nature des fièvres intermittentes, ou que ce qui les constitue, est encore couvert d'un voile obscur, et que certaines fièvres symptomatiques sont peut-être devenues plus difficiles à définir, depuis que les ouvertures de cadavres, plus nombreuses, ont prouvé que toutes les fièvres continues ne pouvaient être expliquées par des affections locales qu'on ne trouvait pas toujours après la mort. Il fallait alors admettre que, les symptômes extérieurs étant également prononcés, il était des cas

(et c'est le plus grand nombre) où la lésion intérieure qui les avait suscités était évidente, considérable même ; et qu'il en était d'autres où la trace
en était si légère et même si douteuse, qu'on ne pouvait la découvrir. Les observations du premier genre,
faciles à comprendre, deviennent la base de la science ;
mais les autres, dont l'existence ou la réalité n'est pas
moins positive, en deviennent la contre-partie ou les
faits négatifs, tant qu'on ne les a pas assez médités pour
les expliquer sans efforts. Tel malade, qu'on avait laissé calme le matin, a de la fièvre le soir, dit-on tous les
jours : faut-il penser que la lésion locale qu'il porte
en lui-même soit aussi différente le soir de ce qu'elle
était le matin, que l'ensemble de l'économie? non sans
doute. Peut-être même la lésion n'a pas fait de progrès depuis le matin, quoique le corps soit plus agité.
Ce qui le prouverait, c'est que le jour suivant le calme
sera rétabli, et que plusieurs de ces alternatives de
mieux et de récrudescence du mal s'observeront encore avant la guérison. Or, on ne saurait croire que
la lésion locale augmente et diminue ainsi spontanément, pour ainsi dire, chaque jour, dans le cours
d'une maladie et presqu'à heure fixe. S'il n'en est
pas ainsi, il faudra donc que ce soient les forces générales qui, une fois lésées ou dérangées, soient susceptibles de ces oscillations, et sous l'influence d'autres agens que ceux de l'affection locale qui leur a
porté atteinte.

Lorsqu'on a voulu étudier les lésions des forces de la vie sans rechercher les affections locales qui menaçaient de les détruire, ou avaient entraîné la mort, marchant sans base et sans appui, on ne devait arriver qu'au roman de la science. Mais lorsqu'accoutumé à trouver les preuves matérielles des lésions vitales, on dédaigne les faits où ces preuves ne se trouvent pas, disant qu'elles doivent exister toujours et qu'il ne s'agit que de savoir les découvrir, on conteste à la nature ses moyens en s'élevant contre l'imperfection de nos sens. L'un et l'autre sont trop peu raisonnables pour qu'on s'y obstine. La chaleur des succès obtenus par les recherches d'anatomie pathologique ne doit pas emporter trop loin; comme aussi les vitalistes ont assez perdu de leur terrain pour ne pas abandonner sans nécessité celui sur lequel ils peuvent encore se défendre avec avantage. Les sciences ne triomphent pas par acclamation, et les règles n'en paraissent jamais plus certaines que lorsqu'elles sont limitées par un nombre suffisant d'exceptions.

Une exception remarquable à la doctrine inflammatoire qui entraînait naguère un grand nombre d'esprits judicieux, a été offerte par les fièvres intermittentes. En vain voulut-on, pour en expliquer la cause et les symptômes, leur appliquer l'idée d'une inflammation des voies digestives qui fesait fortune en médecine; en vain les sangsues voulurent détrôner le quinquina ; le phénomène résista par ses caractères naturels à l'explication, comme son remède ancien à celui qu'offrait la mode ; et le novateur, heureux sur tant d'autres points du champ de la science, ne le fut pas sur celui-ci, dont il ambitionnait d'autant plus la conquête, qu'il sentait bien qu'elle manquait à sa gloire.

C'était toujours une situation embarrassante que celle des médecins à l'égard de la doctrine des fièvres intermittentes. La théorie du spasme de Cullen avait été depuis long-temps abandonnée. Celle de Pinel, qui l'avait fait oublier, avait été discréditée à son tour par M. Broussais, qui, en démontrant la non-existence des fièvres continues établies par Pinel, avait commencé par ébranler jusque dans ses fondemens sa doctrine des fièvres intermittentes, qui n'en était qu'une extension plus ou moins logique, sans savoir, plus que l'auteur de la nosographie, ce qu'il allait mettre à la place. Nous venons de voir que ce qu'il proposait lui-même n'avait pu se soutenir, lors même que personne ne l'attaquait ; et les fièvres intermittentes, touchées par tous les réformateurs, restaient sans couleur de parti ni de conquête, mais aussi sans défenseurs. Parce que les influences des marais les occasionent avec plus de facilité, on les regardait à peu près comme uniquement produites par cette cause, ou formant comme une spé-

cialité de maux, qui avait son remède spécial, l'un
et l'autre également inintelligibles dans leur manière
d'être et d'agir ; et les médecins, appelés plus souvent pour traiter ces maladies que d'autres, se rési-
gnaient à ne pas les connaître. Depuis l'heureux
hasard qui avait rattaché à la découverte de l'Amé-
rique la découverte presqu'aussi importante pour nous
du moyen de les guérir, si l'on est devenu médecin
plus heureux, on n'a pas été spectateur plus clair-
voyant, ni philosophe plus habile. En songeant que
tout se tient dans la nature et que la connaissance
d'un de ses phénomènes peut conduire à celle de beaucoup d'autres, sait-on de combien de vues utiles on
s'est privé en renonçant, par une sorte de quiétisme,
à la connaissance d'une des maladies les plus familières de l'espèce humaine ? Cet abandon d'une vérité non trouvée, il ne faut pourtant pas en faire
un reproche à l'intelligence dédaigneuse : trop de
travaux récens prouveraient qu'elle ne l'a pas mérité,
et que l'occasion seule a pu manquer à des esprits
investigateurs. Je venais d'observer, pendant cinq
ans, des fièvres intermittentes en Espagne, sans avoir
pu me résumer sur leur nature ou les définir, lorsque
de nouveaux faits, recueillis en Morée, vinrent me
rapprocher de la vérité et m'aider à l'entrevoir. Ils
me conduisirent à dire que les fièvres intermittentes
n'étaient que des altérations périodiques de la ca-

lorification ; *et cette définition, qui n'était que l'expression de ce que j'avais vu , devint elle-même un nouveau texte à méditer, une proposition importante à considérer sous tous ses rapports. En effet, si les fièvres intermittentes n'étaient que des altérations périodiques de la calorification, pour les bien connaître il fallait commencer par établir ce qu'était la calorification dans l'état naturel , ou de quelle manière se développait et s'entretenait la chaleur du corps humain dans l'état de santé. J'avoue que des recherches de cette nature ne m'avaient jamais beaucoup occupé, et que je n'étais pas sûr qu'elles ne viendraient pas détruire ce que j'avais cru pouvoir poser en thèse générale. Je fus assez heureux pour voir qu'elles le confirmaient , et que les physiologistes avaient laissé libre le champ où je voulais m'établir. Ils n'expriment, en effet, que très faiblement le phénomène remarquable qu'offre le corps de l'homme se conservant toujours à l'intérieur à la même température de 30 degrés (Réaumur), quelles que soient les variations de celle de l'air dans lequel il vit, et qui, non-seulement l'entoure de toutes parts, mais encore pénètre dans son intérieur par les voies respiratoires. Nés sous un ciel clément et favorable à la vie qui fermente presque continuellement dans le midi de l'Europe , les physiologistes adoptèrent volontiers la théorie chimique qui fit de la respiration une espèce* de combustion, et plaça dans les poumons le principal, pour ne pas dire l'unique foyer de la chaleur animale. Les pathologistes, qui se croyaient moins intéressés à la solution de cette question, adoptèrent le dire des chimistes et des physiologistes séduits ; et la médecine, qui chaque jour observe la température du corps dans les maladies, et les nombreux changemens qu'elle subit, resta indifférente sur les sources d'où elle pouvait provenir dans l'état de maladie comme dans celui de santé. Car, lorsque le médecin prend le pouls du malade, c'est autant pour connaître la température de son corps que pour apprécier les battemens de son cœur et de ses artères. Aussi, lorsqu'une maladie, annoncée depuis longues années de l'Orient, est venue moissonner parmi nous et tuer en quelques heures les hommes les plus robustes en glaçant leurs membres et leurs corps d'un froid cadavérique, beaucoup de médecins ont-ils avoué de bonne foi qu'elle leur était inintelligible sous plusieurs rapports ; et, en effet, comment auraient-ils pu comprendre une perte si subite, si extraordinaire et sans doute si complexe de la chaleur qui nous est propre, ceux qui n'avaient peutêtre jamais suffisamment pensé à la manière dont elle s'entretient dans l'état de santé, où toutes les fonctions s'exécutent dans l'ordre le plus simple et le plus régulier? On a donc pu voir des hommes également

dignes de fixer l'attention, faire prendre aux cholériques des remèdes de la nature la plus opposée.
L'un leur donnait du punch, par exemple, pendant
que d'autres leur fesaient avaler de la glace ; la
plupart les entouraient de tout ce qui pouvait leur
rendre la chaleur, les mettaient dans des bains chauds,
tandis que d'autres leur fesaient des affusions froides,
ou les plongeaient dans des bains froids, toujours
dans le même but de rétablir en eux la chaleur dont
ils avaient été si extraordinairement dépouillés, ou
qu'ils avaient si promptement cessé de produire. Je
dirai même avoir lu dans quelques-unes des rela-
tions qui ont été faites des ravages de cette maladie, que les malades et les cadavres étaient plus froids
que l'air atmosphérique, ou que tout ce qui les en-
tourait. Ailleurs on prétendait que la température
de l'intérieur du corps des malades avait baissé jusqu'à 14 degrés au-dessus de zéro de Réaumur, sans
que la mort s'ensuivît ; tandis que les physiologistes
affirment que la vie est incompatible avec une diminution de 4 degrés de la chaleur qui l'anime dans
l'état de santé. Il était toujours fort remarquable de
voir des praticiens s'obstiner à vouloir tirer du sang
à des hommes chez lesquels ils disaient eux-mêmes
que le sang ne circulait plus ; leur mettre pour
cela les bras ou les pieds dans l'eau très-chaude,
leur faire des douches sur les membres pour obtenir

à peine l'écoulement de quelques gouttes d'un sang noirâtre et non coagulable. Il faut convenir que si la saignée est utile aux personnes rouges et pléthoriques, l'analogie ne disait guère qu'elle dût produire de bons effets dans les cas dont nous parlons. Tant il est vrai que, s'il faut de la réflexion pour agir, il n'en faut quelquefois pas moins pour s'abstenir ! Nous avons vu les réfrigérans, et principalement les bains froids, employés dans le traitement des fièvres aiguës, continues, et intermittentes, la glace appliquée sur la tête dans plusieurs affections cérébrales, et les boissons à la glace ou très froides préférées dans les mêmes circonstances. Mais, pour se servir de semblables moyens avec connaissance de cause et quelque succès, ne faut-il pas auparavant connaître de quelle manière le calorique se produit dans l'économie vivante, et comment on peut le faire perdre avec avantage ; car il est à peine besoin de dire que tous ces corps froids dont on a fait des remèdes, et sans contredit des remèdes très puissans, ne sont que des agens dont on se sert pour nous enlever un excès de chaleur que certaines maladies font développer en nous? En suivant ce raisonnement, on est conduit à examiner l'action, sur le corps de l'homme, d'un froid excessif, dont a pu voir les terribles effets sur une armée entière, dans une catastrophe encore récente ; et comment expliquer ses effets, si l'on ne sait de quelle manière notre organisation agit pour lui résister ? Comment diriger l'emploi des précautions qui doivent empêcher de succomber à l'action de cet agent destructeur ; comment rappeler la vie dans les parties qui semblent l'avoir perdue par la congélation, si l'on n'a mûrement réfléchi à la manière dont elle s'y entretient ?

J'ai souvent entendu des médecins livrés à l'enseignement clinique, parler de la chaleur douce qui existe dans les fièvres inflammatoires par opposition à la chaleur âcre des fièvres bilieuses ; et là-dessus l'esprit des élèves allait s'embarrassant dans ses propres conjectures, qu'on était loin de chercher à abréger par des explications naturelles sur l'origine de la chaleur vitale. En les leur donnant, on leur eût fait sentir que ces différentes espèces de chaleur, qu'ils étaient presque tentés de regarder comme des entités ou des êtres à part, n'étaient que des modifications du même acte de la calorification générale, ou que des différences, si même différence il y a ; car j'ai appris par l'observation, que ces distinctions qu'on donne comme si importantes du genre de chaleur qui fatigue les malades, ne l'étaient que bien peu ; la chaleur maladive ne méritant ordinairement d'être appréciée que dans son intensité ; tandis que les caractères essentiels des maladies doivent principalement fixer l'attention. Ainsi, la chaleur particulière des fièvres ou *des affections bilieuses existe encore moins, s'il est possible, que les maladies bilieuses elles-mêmes. Je déclare ici que, pendant sept ans que j'ai exercé chaque jour la médecine en Espagne et en Morée, je n'ai presque pas vu d'affections que j'aie dû appeler de ce nom, quoiqu'assurément il ne me répugnât pas plus que tout autre à employer. Il est probable que la chaleur âcre avait été adoptée par ceux qui croyaient voir des affections bilieuses (qu'il fallait bien distinguer à des signes particuliers), pour rendre plus complet le tableau qu'ils voulaient en offrir, et qui n'était rien moins que fait d'après nature.*

La phthisie pulmonaire commence chez un individu ; la fièvre qui en dépend prend le type intermittent (quotidien, tierce ou double tierce) : au milieu du jour ou vers le soir, un frisson se déclare, suivi d'une ardeur brûlante qui ne cesse que le matin. Comment caractériser cette fièvre que quelques médecins sans expérience peuvent seuls s'obstiner à détruire à l'aide du quinquina ou de ses préparations ? C'est, dira-t-on, une fièvre symptomatique qui revêt la forme intermittente. Mais on ne pensera pas, j'espère, que cette fièvre intermittente ait rien de commun avec celle que l'on dit provenir presque toujours de l'influence des marais ; car les fièvres intermittentes des marais forment une classe d'affections bien étrangères aux maladies de poitrine, dont on n'a jamais dit qu'elles étaient un symptôme, lors même qu'on a cru devoir les rattacher à des gastrites intermittentes ou périodiques. Or, nous prouverons peut-être que les fièvres intermittentes des marais n'ont nullement besoin d'être fomentées ou précédées par une gastrite pour se développer et devenir opiniâtres. Au lieu de recourir à une explication qui en nécessite elle-même plusieurs autres, et dont on peut contester le fondement, il serait plus simple de dire que la lésion organique qui se développe dans les poumons, influe sur le système nerveux, le trouble dans ses fonctions, surtout dans celle qu'il a de produire la chaleur générale ; et comme les lésions du système nerveux, surtout du système nerveux cérébral, sont sujettes à la périodicité, la fièvre dont il s'agit se montre tous les jours ou tous les deux jours, à la même heure, et doit être respectée si elle ne cède aux premières doses des remèdes qui ont coutume de guérir les accès fébriles : car ces médicamens pourraient exaspérer la maladie des poumons qui en est la cause. Il y a trente ans qu'un médecin de **Paris**, adonné du reste à des travaux honorables qui semblaient dès-lors devoir le conduire à une chaire de professeur qu'il a occupée depuis, passait pour avoir soutenu une thèse remarquable par les exemples de fièvre intermittente simple qu'il y rapportait. Il avait trouvé un certain nombre

de ces maladies qui n'étaient ni inflammatoires,
ni gastriques, ni bilieuses, ni muqueuses, ni ady-
namiques, ni ataxiques, comme on le disait alors
d'après le langage de **Pinel**. Mais aujourd'hui il y
a beaucoup de fièvres simples à ce prix, ou aux
mêmes conditions; car je soutiens que la plupart des
fièvres intermittentes que nous observons chaque jour
ne peuvent être rangées dans aucune de ces caté-
gories. En observant les nombreuses incommodités
auxquelles sont sujettes les femmes nerveuses, on peut
voir, chez ces êtres impressionnables, la fièvre naître
de la moindre émotion et se soutenir pendant plusieurs jours et même des semaines, caractérisée par
la fréquence du pouls, la chaleur de la peau, le mal
de tête, la soif, le malaise général, sans qu'on
puisse accuser aucune affection locale d'y avoir donné
lieu. Enfin, si l'on voulait nier que des fièvres pussent exister ainsi par elles-mêmes, pour ainsi dire,
je rappellerais que Giannini, et surtout le professeur Lallemand, citent des exemples de fièvres,
non pas continues, mais qui plus est intermittentes
et opiniâtres, survenues parce qu'on avait voulu introduire une sonde dans la vessie ou dans le canal
de l'urètre rétréci, ou par cela seul qu'il y avait
des rétrécissemens. Pouvait-on, dans ces cas, donner
une dénomination comme celles que je viens de rappeler à cette fièvre accidentelle ? Peut-on saisir le

rapport accoutumé ou supposé entre l'irritation locale et les symptômes généraux? et peut-on voir, dans
le retour périodique des mêmes symptômes généraux,
à l'occasion d'une lésion aussi limitée faite par la
sonde et déjà guérie, autre chose qu'une impression
reçue par le système nerveux, qui en a été troublé
dans ses fonctions, dont le calme ne peut se rétablir
qu'après de nombreuses oscillations? Ces faits seraient, je crois, bien capables de prouver que la
fièvre intermittente peut exister sans aucun dérangement des voies digestives, si d'autres circonstances
que nous aurons occasion d'exposer ne mettaient
cette vérité hors de doute.

Des réflexions de cette nature sont absolument nécessaires pour faire apprécier ce qu'est la fièvre en
tant que symptôme commun de la plupart de nos
maux divers. Si les maladies principales dont elle est
un effet aident à la juger, il est des cas où l'obscurité de sa cause productrice la laisse paraître seule,
et alors il devient plus important encore d'en avoir
une juste idée, afin de ne faire rien qui puisse nuire.
Qu'on ne croie pas que nous voulions ici méconnaître
ce qui a été fait de bon et d'utile dans ces derniers
temps pour la détermination des affections locales qui
suscitent un trouble général : chaque jour nous avons
occasion de constater, au lit des malades, combien est
juste cette manière d'envisager ce qu'on appelait au-

trefois les fièvres essentielles. Résultat de nombreuses ouvertures de cadavres et de l'esprit d'observation qui caractérise l'époque actuelle, ce progrès réel ne peut être contesté que par ceux qui y sont restés étrangers. Si l'on ne peut pas toujours s'élever à la connaissance des causes, ou expliquer comment les maladies se développent, c'est beaucoup que de dire ce qu'elles sont. Lorsqu'un médecin qui vient d'examiner un malade affirme que tel organe est lésé, que la maladie parcourra ses périodes de telle manière, et que, si le malade succombe, on trouvera, à l'examen du cadavre, tel ou tel genre d'affection dans les tissus ou parenchymes intérieurs ; si ce diagnostic et ces prévisions se réalisent, il fait preuve d'un esprit d'observation et d'une sagacité incontestables. A celui qui pénètre avec tant de justesse dans ce qui peut être connu, il ne faut pas reprocher d'ignorer les causes éloignées ou occultes, si elles lui restent assez étrangères pour qu'il ne puisse rien en affirmer. Cette retenue de sa part est réserve et prudence, et non défaut de lumières. Convaincu de la nécessité où nous sommes de rechercher par tous les moyens possibles quel est l'organe primitivement et essentiellement atteint dans les maladies, nous ne voulons, dans cet essai, que faire ressortir les cas où la vérité ne nous paraît pas avoir été rencontrée par cette méthode philosophique ; et si nous ne pouvons l'indiquer, nous désirons du moins ramener dans le sentier qui peut y conduire. C'est à des voyages et à un assez long séjour dans des pays éloignés, où nous avons eu occasion de soigner des militaires malades, que nous devons l'avantage d'avoir pu envisager les fièvres intermittentes sous un point de vue nouveau, qui semble toucher de près aux dogmes fondamentaux de la médecine ; nous nous croyons obligé de publier notre opinion, que des faits récens ont confirmée en France (à Strasbourg et à Montpellier). Abrégeant donc les considérations préliminaires, nous allons entrer de suite en matière en jetant un coup d'œil sur la calorification, ou sur la formation de la chaleur animale, dont la doctrine doit, comme on peut le prévoir, répandre le plus grand jour sur les faits que nous avons à examiner.

FIÈVRES,

INTERMITTENTES ET CONTINUES.

PREMIÈRE PARTIE.

DE LA NATURE ET DES SYMPTÔMES DES FIÈVRES INTERMITTENTES.

JE crois pouvoir dire que ce qui s'est le plus opposé, dans ces derniers temps, à ce que la doctrine des fièvres intermittentes devînt plus conforme à la vérité, c'est 1° l'introduction des idées chimiques dans la physiologie, pour expliquer la formation de la chaleur animale ; 2° le défaut d'observations faites sur les fièvres intermittentes, dans divers pays, par les mêmes médecins, seul moyen d'en connaître les causes, et de s'élever à apprécier leur nature et leur traitement. Examinons ce sujet important d'après cette idée ; jetons d'abord un coup d'œil rapide sur la manière dont se produit et s'entretient la chaleur animale ; résumons ensuite ce que nous avons eu occasion d'observer sur les fièvres intermittentes, dans divers pays, et voyons si du rapprochement de ces deux genres de notions ne résultera pas quelque changement dans l'opinion généralement admise sur ces maladies.

COUP D'OEIL SUR LA CALORIFICATION,

OU SUR LA FORMATION DE LA CHALEUR ANIMALE.

Pour que les liquides pussent circuler dans son intérieur, et que ses nombreux organes remplissent leurs fonctions diverses, le corps de l'homme avait besoin d'être à une température déterminée, et de pouvoir s'y maintenir indépendamment des milieux dans lesquels il se trouve placé.

La température de l'air étant ordinairement insuffisante pour le réchauffer, quelquefois plus élevée que le degré de chaleur dont il a besoin, et toujours susceptible de varier, l'homme devait avoir en lui le moyen de produire la chaleur d'une manière constante, régulière, et d'empêcher autant que possible l'action de celle qui, par son intensité, pourrait porter le trouble dans ses fonctions.

Dès que l'air devait s'introduire dans ses poumons pour servir à la respiration, les poumons devenaient les organes les plus exposés à ses impressions. Il fallait donc qu'en même temps qu'ils pussent s'approprier le calorique agréable et utile que l'air leur apportait, ils fussent capables de supporter son absence ou de résister à l'impression du froid.

Si l'on admet que le sang qui est dans les poumons ou qui les traverse, doit être, là comme
ailleurs, toujours à une température donnée, il
faut convenir que les poumons devaient être doués
d'une force bien remarquable et quelquefois bien
prompte à agir, pour abriter ce liquide vital des
vicissitudes atmosphériques qui se succèdent quelquefois si rapidement autour de nous, ou auxquelles nous nous exposons tous les jours. C'est
cette propriété toute vitale et de la première importance, que les chimistes négligeaient, lorsqu'ils
comparaient et assimilaient presque la respiration
à une combustion.

Quels que soient les agens extérieurs qui y ser-
vent, l'action vitale doit y présider sans cesse,
puisqu'elle est là le principe conservateur chargé
de rendre régulière et constamment la même une
fonction que les circonstances extérieures feraient
varier à chaque instant, et toujours au péril de
la vie ; car on sait combien la conservation de
celle-ci est étroitement liée à l'entretien de celle-là.

Si tout le sang qui circule dans le corps de
l'homme doit passer, en quelques minutes, à travers les poumons, pour y être soumis à l'action
de l'air atmosphérique, cette action doit être bien
nécessaire à l'hématose ou à la sanguification.

Depuis la découverte de la circulation du sang,
les physiologistes ont long-temps pensé que ce liquide passait aussi souvent à travers les poumons
pour s'y purifier, en se débarrassant de certains
principes qui sortent sous forme de vapeur avec
l'air de la respiration, et pour s'y rafraîchir.

Récemment, c'est-à-dire depuis les découvertes de la chimie pneumatique, on a admis également que le sang se dépurait dans les poumons ; mais on a prétendu, en même temps, qu'il y acquérait une certaine chaleur, ou qu'il s'y réchauffait.

Dans les pays dont l'atmosphère est à une température plus élevée que celle de notre corps, on conçoit que la simple action physique de l'air sur le sang peut élever la température de ce dernier liquide dans les poumons ; qu'elle la maintient dans les climats où l'air de l'atmosphère et le sang du corps de l'homme sont échauffés au même degré.

Mais lorsque la température de l'air dans lequel nous vivons est inférieure de 15 ou 20 degrés (de Réaumur) à celle du sang, pour que le sang ne soit pas refroidi par l'air, il faut qu'il se passe dans les poumons un travail quelconque, chimique ou vital, bien considérable. Nous avons déjà vu que ce travail devait être essentiellement ou en grande partie vital.

De ces conditions, qui sont à peu près celles dans lesquelles l'homme se trouve dans le midi de l'Europe, passons à l'examen de ce qui a lieu dans le nord en hiver :

Nous voyons que, la température du corps étant la même, celle de l'air est quelquefois de 50 à 60 degrés de Réaumur inférieure. Or, peut-on croire que, dans ces latitudes et dans la saison froide, le sang qui passe à travers les poumons ne se ressente pas de son contact physique avec l'air, et qu'il n'en soit pas un peu refroidi? Ce serait difficile à admettre ; car les lois vitales ne peuvent lutter que jusqu'à un certain point contre les lois physiques. Cela supposerait seulement que, dans les pays froids, les autres foyers de chaleur qui existent en nous, ou nos autres moyens de calorification, devraient suppléer à la légère perte de calorique que nous fesons par les poumons, ou au défaut de calorification par ces organes (1).

Si nous ne perdons que très-peu (et on assure que nous ne pouvons perdre beaucoup) par cette voie dans des contrées aussi froides, on peut facilement admettre que, dans les régions où la température de l'air est au-dessus de zéro de Réaumur, et se rapproche de celle du sang, comme lorsqu'elle s'élève à 15 ou 20 degrés, le sang puisse acquérir dans les poumons, par les chan-

---

(1) On n'admire peut-être pas assez la manière dont la nature a surmonté certaines difficultés dans l'établissement de l'acte respiratoire. Il était essentiel que l'intérieur de notre corps conservât toujours à péu près le même degré de chaleur ; nous devions être placés dans un fluide (l'air atmosphérique) d'une température inférieure à la nôtre ; ce fluide devait s'introduire en nous presque continuellement par les organes de la respiration ou par les poumons ; et toutefois il ne devait pas nous refroidir ! Non-seulement il ne nous refroidit pas, mais son introduction devient une des conditions essentielles de la formation de la chaleur qui nous est nécessaire ! Qui put jamais concevoir rien de si parfait !

gemens qui s'y opèrent sous l'influence vitale, une augmentation de chaleur d'un à deux degrés, comme l'assurent les physiologistes.

Ils prouvent que le sang qui vient de subir dans les poumons l'action de l'air, et retourne au cœur par les veines pulmonaires, est différent de ce qu'il était lorsqu'il arrivait du cœur aux poumons par l'artère pulmonaire; qu'il est plus rouge, plus coagulable; ils ajoutent qu'il est plus chaud de deux degrés; et que l'air qui sort des poumons, ayant éprouvé des changemens correspondans, est plus ou moins privé d'oxigène, chargé d'acide carbonique, d'eau et d'une vapeur ou sérosité animale. Les changemens que l'air subit dans la respiration sont évidens et faciles à constater; ceux qu'offre le sang le sont un peu moins, mais leur ensemble ou leur comparaison conduit à conclure que l'oxigène est absorbé par le sang, qui se dépouille de carbone, d'hydrogène, de sérosité; et des preuves de même nature établissent qu'il acquiert un ou deux degrés de chaleur.

Dans la supposition où la respiration aurait pour but essentiel de produire l'absorption de l'oxigène de l'air atmosphérique par le sang qui traverse les poumons, elle devrait se faire mieux dans les pays froids que dans les pays chauds; car, dans les pays froids, l'air étant moins dilaté ou moins raréfié, un pouce cube d'air atmosphérique, par exemple, contient beaucoup plus d'oxigène et d'autres principes que le même volume d'air dans les pays chauds: et si la production de la chaleur dans les poumons était en raison de la quantité d'oxigène absorbé, elle serait plus considérable dans les pays froids que dans les pays chauds, comme elle y serait plus nécessaire.

Mais si la chaleur qui se forme dans les poumons au moment de la respiration, n'élève la température du sang que de deux degrés dans les pays dont l'atmosphère est douce et agréable, et s'il est douteux que cette chaleur, quoiqu'elle soit plus considérable dans les pays froids, puisse empêcher le sang qui traverse les poumons de subir, chez les habitans de ces contrées, un léger refroidissement, il faut, de toute nécessité, qu'il y ait d'autres causes que l'acte de la respiration, pour élever et maintenir la chaleur générale du corps à 29 ou 30 degrés de Réaumur.

Toutefois, comme on a remarqué généralement que la température de divers êtres était en raison directe du développement de l'appareil respiratoire, en sorte que, très considérable dans les animaux à sang chaud, cet appareil est très restreint chez les animaux à sang froid, pour cette raison majeure et pour d'autres prouvant que la calorification est généralement en raison directe et une suite de l'hématose, on peut conclure que, si la chaleur animale ne se forme pas dans les poumons au moment de la respiration, celle-ci imprime au sang des qualités qui le rendent propre à servir au dégagement de la chaleur, ou à entretenir la température du corps à son degré naturel.

Le sang , ainsi revivifié ou enrichi dans les poumons, circule donc dans les diverses parties du corps qu'il est devenu apte à stimuler, et dans le tissu des organes auxquels il apporte les matériaux de leurs sécrétions. Pendant que la circulation s'opère sous l'influence des contractilités organiques sensible et insensible, que les sécrétions et la nutrition s'accomplissent, la chaleur se forme ou se dégage de toutes parts, et la température du corps s'entretient.

La chaleur qui existe dans le corps de l'homme est-elle le même fluide que le calorique qui pénètre les corps physiques et en élève la température? Dans ce cas, introduit avec l'air, les alimens ou par l'absorption cutanée, il serait dégagé, tiré de ses combinaisons, et mis en mouvement par l'action vitale ou l'acte de la nutrition et des sécrétions ; ou bien le calorique qui élève et entretient la température du corps de l'homme est-il une substance particulière, produite par la fibre vivante, comme le pense le chimiste Davy, et comparable au fluide nerveux qui, sécrété par les nerfs, va porter dans les muscles le principe ou la cause des mouvemens volontaires ? Puisque la fibre vivante crée ou produit le mouvement par le seul acte de la volonté, ne pourrait-elle pas créer la chaleur, moins matérielle encore, si l'on peut ainsi parler ? Et ne devrait-on pas, avec Chaussier, admettre que la fibre vivante est douée de la *caloricité* ou de la faculté de produire la chaleur, comme de la *contractilité* ou de la faculté de se contracter et de produire des mouvemens spontanés plus ou moins sensibles? Nous ne nous arrêterons pas à résoudre ces questions, dont la solution affirmative résultera de l'ensemble de ces considérations; mais nous avons cru devoir les indiquer, afin de rappeler que la faculté de produire ou de dégager de la chaleur est inhérente à la fibre animale, et que *chaleur* et *vie* sont inséparables; donnant à comprendre en même temps que le système nerveux, qui est celui de nos tissus qui est le plus doué de la vie, puisqu'il paraît présider à celle des autres, est aussi celui qui exerce le plus d'influence sur la production et l'entretien de la chaleur animale.

En effet, les physiologistes ne tardèrent pas à s'apercevoir que la théorie de Lavoisier, qui plaçait le foyer principal de la chaleur animale dans les poumons, laissait beaucoup à désirer, et admirent, pour y suppléer, que la chaleur se dégageait dans toutes les parties du corps. Mais pour développer cette idée qui devait rapprocher beaucoup de la vérité, ils ne s'affranchirent pas assez de l'influence des explications chimiques, dont Bichat s'était abstenu de se servir en parlant du même phénomène. Car lui aussi avait dit que chaque organe avait sa chaleur propre. Mais ne pouvant exposer comment elle était produite, il laissa la question indécise plutôt que de hasarder son jugement. Ceux qui vinrent après lui crurent que le dégagement de la chaleur s'opérait, dans les vaisseaux capillaires et dans l'acte de la nutrition, sous l'influence plus ou moins immédiate du système nerveux. Mais si la nutrition ou la solidification des liquides réparateurs doit donner lieu à un dégagement de calorique, les pertes que nous fesons chaque jour, ou la liquéfaction des molécules qui ne peuvent plus faire partie de nous-mêmes, doit en absorber autant; par conséquent il y a compensation, et on ne peut voir, dans ces phénomènes de la circulation capillaire, la cause qui élève et maintient la température de notre corps à 3o degrés. On peut objecter, en outre, que, loin d'être proportionnelle à la nutrition, et toujours en raison directe de son intensité, comme cette explication le dit explicitement, la chaleur et la nutrition sont souvent en raison inverse l'une de l'autre. Cela se voit dans presque toutes les maladies aiguës : au sortir de ces fièvres dont quelques-unes ont mérité le nom d'*ardentes*, tant la température générale a été élevée pendant leur cours, les malades se trouvent dans un état d'amaigrissement qui les rend quelquefois méconnaissables. Tant que la chaleur maladive a duré, ils ont perdu de leur embonpoint et de leurs forces, et ne commencent à les réparer que lorsque la fraîcheur de leur peau annonce le retour d'un état de calme qui permet à la nutrition de recommencer. Les médecins ne peuvent donc s'arrêter à un système dont leurs occupations de tous les jours démontrent la fausseté, et qui leur représente le phénomène qu'ils ont le plus à combattre, c'est-à-dire la chaleur excessive du corps,

comme tenant à une cause dont l'action est précisément suspendue pendant les maladies.

Le système nerveux est, au contraire, si puissant pour créer la chaleur animale, que, malgré
que nous ayons reconnu que la perfection de la
respiration était nécessaire à l'accomplissement de
la calorification (1), il est des maladies dans lesquelles celle-ci a lieu, quoiqu'une grande partie
des poumons soit engorgée et hors d'état de concourir à l'acte respiratoire. Dans les pneumonies
aiguës et chroniques, quoiqu'il soit démontré
qu'une grande partie des poumons est imperméa-
ble à l'air, et incapable de servir à la sanguification, la chaleur générale se soutient, s'élève même
au-dessus du type physiologique. Dans la phthisie
pulmonaire, cette production pour ainsi dire artificielle de la chaleur est encore plus marquée ;
une grande partie de l'organe respiratoire est dé-
générée, tuberculeuse et plus ou moins détruite
par la suppuration ; la respiration doit en souffrir
d'une manière notable, et cependant le phthisique
brûle pendant des mois ; toutes les parties de son
corps sont, la plupart du temps, à une température supérieure à celle de l'état de santé. On

____

(1) Dans beaucoup d'affections chroniques des poumons et du cœur, les malades éprouvent un froid habituel. On peut citer, entr'autres exemples, ce qui se passe
dans la *cyanopathie* ou *maladie bleue*, affection dans laquelle l'hématose ou la sanguification est imparfaite et
la calorification languissante.

dira, peut-être, que c'est à raison de l'étendue du foyer inflammatoire, les parties enflammées dégageant toujours beaucoup de chaleur. — Mais cet effet, concevable lorsque l'inflammation est placée ailleurs, l'est moins lorsqu'elle occupe le tissu des poumons, puisqu'alors elle doit empêcher leurs fonctions, que nous avons dit être préparatoires de la calorification. Il semble que, dans la phthisie pulmonaire, la température du corps devrait baisser d'une manière plus marquée que dans d'autres affections. S'il n'en est pas ainsi, ne peut-on pas l'attribuer au système nerveux, dont l'excitation produit un surcroît de chaleur notable malgré l'absence des conditions organiques?

Lorsqu'un homme est asphyxié par l'acide carbonique, la respiration est la première fonction qui cesse, puisque ce gaz n'est pas respirable; et cependant les cadavres de ces asphyxiés sont ceux chez lesquels la calorification s'éteint avec le plus de lenteur.

Lorsqu'une paralysie de la moitié du corps prive plus ou moins de l'influence nerveuse les parties qui y sont situées, en même temps que la circulation capillaire et la nutrition y sont moins actives, la calorification y languit et le malade y éprouve souvent la sensation du froid, quelquefois non moins percevable à la main de l'observateur qui l'explore.

La circulation capillaire et la nutrition paraissent donc étroitement liées à la calorification, et ces trois fonctions vitales être sous la dépendance immédiate du système nerveux, dont l'intégrité d'action est nécessaire à leur accomplissement.

La substance nerveuse existant dans tous les tissus ou dans toutes les parties, non parce que le système nerveux se divise et se subdivise à l'infini, mais parce qu'il entre dans la composition de leur trame première, il devient évident, par l'exemple que nous venons de citer, qu'il y est l'instrument principal de la calorification, ou celui qui la provoque, en même temps que tous les autres phénomènes vitaux qu'elle est destinée à entretenir.

Mises en rapport avec les centres nerveux principaux, à l'aide de nombreux cordons, les parties diverses leur envoient des sensations et en reçoivent une influence. Mais elles peuvent en être plus ou moins complètement séparées par la section de ces cordons, sans que la vie ou la calorification y cessent : seulement elles s'y exercent alors avec moins d'activité et y sont moins durables. Il en est à peu près de même si l'on diminue la circulation visible et la circulation capillaire dans un membre par la ligature d'une ou de plusieurs artères ; la calorification s'y affaiblit d'abord, quoique le système nerveux reste intact.

Ainsi, dans l'état physiologique, ou lorsque tous les tissus de notre corps sont dans leurs conditions de santé, la calorification se fait partout comme la nutrition, ou existe partout comme la vie. Obscure dans les tissus ou dans les organes qui ont moins de vitalité ; évidente dans ceux chez lesquels les fonctions ou les propriétés vitales sont plus apparentes ; mais partout susceptible (la calorification) d'être augmentée ou diminuée par l'influence des centres nerveux avec lesquels les organes où elle a lieu se trouvent en rapport.

L'influence que nous venons de reconnaître au cerveau et à ses nerfs, sur la formation et l'entretien de la chaleur des membres dans l'exemple cité d'une paralysie, nous autorise à penser qu'il en est de même du système ganglionaire relativement aux organes intérieurs. Partout s'opère, avons-nous dit, un dégagement de chaleur inséparable de la vie ; mais en outre, chaque organe, chaque partie subit l'influence d'un centre nerveux qui peut ajouter à sa chaleur naturelle, ou la faire diminuer selon que l'exigent l'entretien de la santé ou les causes qui peuvent agir sur nous.

Et, en effet, comment le système nerveux cérébral qui perçoit les différences de température qui se succèdent autour de nous, n'aurait-il pas été doué, en même temps que de cette faculté, de celle de modifier le dégagement de la chaleur extérieure ou à la surface du corps, lorsque cette modification devient nécessaire? Comment, lorsque la température des alimens que nous ingérons et de l'air que nous respirons peut être si variable, le système nerveux qui préside aux fonctions des organes intérieurs, c'est-à-dire de l'appareil digestif et des poumons, n'aurait-il pas été doué du pouvoir d'augmenter ou de diminuer la formation de la chaleur intérieure, ou la température des organes, pour conserver la santé menacée par une pareille cause? Une uniformité aussi dangereuse que le serait celle de la température des êtres vivans, n'a rien qui ressemble aux lois organiques, établies pour lutter sans cesse contre les lois physiques ou chimiques, et conserver aux êtres ou aux corps animés la vie qu'elles constituent.

Cette réflexion conduit même à dire que c'est une des grandes fonctions conservatrices que le système nerveux puisse remplir. Par là les changemens de saison ont lieu sans inconvénient pour nous; et l'on peut, dans des voyages plus ou moins rapides, passer du nord au sud, et *vice versâ*, sans qu'il en résulte des maux dangereux.

Le système nerveux influe tellement sur la calorification, qu'une sensation morale suffit pour la troubler; l'effroi ou une funeste nouvelle glacent les sens; la colère enflamme de fureur; une constitution nerveuse et les incommodités qu'elle entraîne font éprouver à certaines femmes délicates une sensation habituelle de froid dans des temps et dans des lieux où l'on a généralement la sensation contraire. Le sentiment de l'admiration, excité par une action généreuse ou par quelque expression éloquente, fait circuler en nous un froid subit, en même temps que la peau se contracte et se décolore. Une forte douleur physique, surtout si elle a son siége dans l'ab-

domen, peut donner lieu à un prompt refroidissement des extrémités inférieures , lors même
qu'elle est peu dangereuse ou susceptible de se
dissiper bientôt. Que les fonctions cérébrales soient
long-temps excitées ou privées du repos qui leur
est nécessaire, la calorification diminue ou s'affaiblit ; qui de nous n'a éprouvé qu'après de longues veilles , ou même après une nuit passée sans
sommeil, on est très sensible au froid et presque
hors d'état de se réchauffer ?

Ne sait-on pas que les aliénés sont remarquables par la manière dont ils supportent l'action
de la température atmosphérique la plus basse ,
qui ne fait que modérer l'exaltation et le désordre
de leurs idées, lorsqu'elle serait capable de déranger la santé de l'homme le plus robuste ?

Supposons maintenant qu'il fût nécessaire qu'un
refroidissement considérable eût lieu dans notre
corps , comment conçoit-on qu'il pourrait arriver
promptement ?

D'après ce que nous avons dit, il suffirait, dans
nos latitudes, que la force dont sont doués les
poumons de résister à l'action réfrigérante de l'air
atmosphérique, fût un moment suspendue, pour
que la température du sang et du reste du corps
baissât de plusieurs degrés en été, et d'un très
grand nombre en hiver, si la mort ne venait mettre
fin à ce défaut d'exercice d'un acte conservateur
de la vie ; car on sait qu'une diminution de quatre
degrés à notre température intérieure, suffit pour

nous faire mourir (1). Le sang veineux, au lieu d'être échauffé de deux degrés en devenant sang artériel, se refroidirait presque jusqu'à ce qu'il fût à la température de l'air atmosphérique, et il y a apparence que tous les efforts de l'appareil calorificateur général seraient peu efficaces pour lutter contre une telle action réfrigérante, ou contre le défaut d'influence naturelle de quelques nerfs, surtout dans les pays froids.

J'ai fait cette supposition pour qu'on appréciât ce qui doit avoir lieu lorsque l'influence nerveuse qui anime les poumons vient à diminuer ou à s'affaiblir, comme celle qui s'exerce sur le reste du corps ou des organes. Il est probable que c'est alors que nous éprouvons le froid intense qui se fait sentir dans certains accès de fièvre, qui agite tout le corps d'un tremblement considérable, ainsi que les muscles des mâchoires, et s'accompagne d'une difficulté de respirer, qui résulte non moins du défaut d'action suffisante des poumons, que de la contraction ou du spasme des muscles de la poitrine et du diaphragme. Cette cause, la plus puissante, sans doute, de celles qui nous font éprouver un froid spontané, agit probablement

---

(1) Telle était l'assertion des physiologistes avant la venue du choléra. Les symptômes de cette maladie leur feront-ils modifier cette opinion? Je dois dire que ces réflexions sont antérieures à son apparition parmi nous, ou même au centre de l'Europe, comme le prouve le mémoire *sur la nature et les symptômes des fièvres intermittentes*, que je présentai à l'Institut le 31 Décembre 1830.

dans la plupart des circonstances physiologiques ou pathologiques où nous avons cette sensation bien marquée, indépendamment de ce qui nous entoure. Je dois insister sur cette proposition comme renfermant une des vérités les plus importantes relativement au sujet que je traite.

Lorsque des physiologistes ont voulu prouver, par des expériences, que la calorification était, avec l'hématose ou la respiration, sous la dépendance du système nerveux, ils ont fait la section des nerfs de la huitième paire, appelés *pneumo-gastriques,* sur les côtés du cou à leur sortie du crâne, et ils ont vu les animaux se refroidir de plus en plus et mourir bientôt par cette cause, selon toute apparence. Il faut convenir que les nerfs à couper avaient été habilement choisis par les expérimentateurs; car le corps se trouvait alors exposé à être refroidi, non-seulement par l'air qui s'introduit dans les poumons, mais par les alimens et par les boissons qui sont pour les animaux à une température inférieure. Ainsi, les nerfs pneumogastriques seraient agens principaux de la calorification intérieure, en donnant aux poumons et au commencement de l'appareil digestif ou à l'estomac, la faculté de résister à ces influences extérieures, et de faire que le corps reste isolé du côté par où il semblait le plus accessible à l'action sédative du froid; ce qui suppose dans ces nerfs une vitalité plus grande que dans ceux qui se distribuent aux organes intérieurs sous le nom de nerfs des ganglions ou grand sympathique. Cette vitalité serait également supérieure à celle des nerfs qui se répandent à la surface du corps garnie de tégumens, et préservée par une couche graisseuse plus ou moins épaisse.

Maintenant remarquons que si la nature a beaucoup de ressources pour échauffer notre organisation, ou pour nous faire vivre en santé dans des régions où l'air est plus ou moins au-dessous de la température de notre corps, elle en a très-peu pour la refroidir ou pour nous faire exister sans inconvéniens dans un air où la température est au-dessus de celle qui nous est propre. Je dirai même que, quoique cette température soit nécessaire à notre existence, nous sommes faits pour vivre dans un air d'une température inférieure, doués que nous sommes d'organes calorificateurs dont l'exercice nous est peut-être nécessaire sous d'autres rapports que nous n'apercevons pas. L'air moins chaud que nous, qui nous entoure, peut donc perdre plusieurs degrés de sa température sans que nous en souffrions ; il peut même descendre jusqu'à ce qu'il s'établisse entre lui et nous une différence de 60 degrés (de Réaumur), et ne pas devenir nuisible ; car, dans le nord de l'Europe, on voyage souvent par des froids de 30 degrés sans en être incommodé. Mais s'il s'élève au niveau de notre température à l'abri du soleil, il devient très incommode. S'il la dépasse, il est difficile à supporter ; car, malgré tout ce qu'on raconte de l'atmosphère des pays chauds, j'ai toujours vu, dans le midi de l'Europe, que l'intérieur des habitations était à une température agréable, c'est-à-dire inférieure à 25 degrés, sans quoi on n'aurait pu que difficilement la supporter. J'ai vu que les voyageurs, les travailleurs des champs, ou les ouvriers des villes, ne sortaient de leurs abris pour continuer leur route, ou travailler pendant des heures, que lorsque la température extérieure avait baissé convenablement. C'est ainsi que, sous la ligne équatoriale où le thermomètre s'élève le plus, on se renferme au milieu de la journée, parce qu'on ne peut supporter que quelques momens, sans en être plus ou moins affecté, une chaleur supérieure à la nôtre. Comparez, en effet, l'état de souffrance momentanée où l'on se trouve dans les pays chauds en supportant la chaleur d'une manière transitoire ou par accident, à la permanence, pendant plus de la moitié de l'année, des habitans des pays froids dans un air dont la température est au-dessous de celle de la glace fondante, et vous verrez si l'un n'est pas plus naturel que l'autre; et si, par cela même que nous sommes organisés pour triompher du froid, nous ne devenons pas impropres à nous garantir du chaud, ou à nous refroidir malgré l'air qui nous entoure (1). On peut donc dire que

____

(1) La couleur noire des tégumens de l'homme dans la zone torride, dont on a si diversement expliqué les avantages ou les inconvéniens, devient une preuve favorable à cette opinion. Il est incontestable que la couleur noire se laisse plus facilement pénétrer ou traverser par la chaleur, que la couleur blanche. Si, habituellement,

l'action d'une chaleur supérieure à celle de notre corps doit être regardée par les médecins comme un agent des plus contre-nature, ou comme une cause des plus capables de porter le trouble dans nos fonctions, soit qu'on la considère comme élevant le sang et les autres liquides à une température où ils ne doivent pas parvenir ; soit qu'on l'envisage comme sur-excitant le système nerveux et les autres solides, dont la sensibilité n'est plus en rapport avec les liquides altérés sur lesquels ils doivent agir. De trop fréquens exemples ont, sans doute, prouvé sur la côte d'Alger, comme en Morée et en Espagne, le fondement de ces réflexions (1).

---

l'air des régions équatoriales eût été à une température plus élevée que le corps de l'homme, en donnant à celui-ci des tégumens noirs, la nature aurait ajouté aux inconvéniens qu'il éprouve de la chaleur atmosphérique ; car alors il fût devenu plus pénétrable au calorique, qui se fût introduit en lui de dehors en dedans par tous les points de la surface de son corps. Admettez, au contraire, que l'air de ces régions est ordinairement à une température moins élevée que celle du corps de l'homme, et vous voyez qu'en lui donnant des tégumens noirs, la nature l'a pourvu du moyen qui pouvait le mieux faciliter la perte du calorique qui se développe en lui, et qui lui est souvent incommode ; car une peau noire, que nous venons de dire facile à pénétrer de dehors en dedans, n'est pas moins facile à traverser par la chaleur qui peut alors se porter de dedans en dehors.

(1) J'écrivais ces lignes en Morée, lorsque l'expédition d'Alger venait de se faire. Au mois de Février suivant,

Ces considérations peuvent aider à comprendre ce que j'ai à dire sur les fièvres intermittentes. Je ne me suis point pressé à me faire une opinion sur la nature de ces maladies ; j'en ai beaucoup observé avant de m'élever à des idées générales sur ce qui les constitue ; et c'est, pour ainsi dire, à mon insu que l'observation m'a conduit à avoir sur ces affections une manière de voir différente de celle qu'on trouve dans les auteurs anciens et modernes. J'abrégerai et je citerai d'autant moins d'exemples particuliers, qu'on en rencontre tous les jours.

---

je me trouvai réuni, à Strasbourg, à M. Roux, médecin en chef de l'hôpital militaire de cette ville, qui avait été médecin en chef de l'expédition d'Alger : il m'affirma que les fièvres intermittentes avaient été très nombreuses à Alger parmi les troupes qui avaient bivouaqué un certain temps autour des murs de cette place, sans être aucunement exposées à des influences marécageuses, et par la seule action de la chaleur du jour et du froid de la nuit.

DES CAUSES DES FIÈVRES INTERMITTENTES.

Les fièvres intermittentes sont des maladies si communes, qu'elles ne font que peu d'impression sur l'esprit des médecins. On a vu ceux qui ont tenté d'en pénétrer les causes produire des systèmes si peu ressemblans à la nature, si peu applicables aux cas particuliers dont ils devaient donner l'explication, qu'on a presque renoncé à ce genre de recherches. Toutefois, il ne peut cesser de mériter l'approbation des médecins observateurs, lorsqu'il n'a pour but que de provoquer des réflexions sur des faits nombreux qui restent isolés et sans utilité pour les progrès de la science.

Les fièvres intermittentes sont beaucoup plus communes dans les pays chauds que dans les pays froids ; l'été que l'hiver ; dans les contrées marécageuses que dans celles qui sont dépourvues d'humidité ; dans les pays de montagnes que dans ceux où s'étendent d'immenses plaines ; parmi les hommes qui font des excès de table et surtout de boisson, que parmi ceux qui vivent selon les lois de la sobriété. On peut dire que, toutes choses égales d'ailleurs, et relativement au nombre des habitans, elles sont plus communes dans les campagnes exposées aux ardeurs du soleil, que dans les villes, où l'on trouve toujours plus d'ombre et de fraîcheur.

Dans le nord, on peut impunément habiter au voisinage des marais pendant l'hiver; mais lorsque la chaleur de l'été vient en faire élever des vapeurs et hâter la décomposition des matières végétales et animales qui peuvent s'y trouver, le voisinage des marais est dangereux, surtout si on y commet des excès de table; si on y est mal nourri, mal logé; si on y boit de mauvaise eau, du vin avec excès, etc. En Ukraine et en Pologne, où se trouvent de vastes marais, les fièvres intermittentes sont fort communes l'été, à cause de leur influence, favorisée par la misère, la négligence et l'intempérance des paysans. En Hollande, les fièvres intermittentes deviennent communes l'été dans les plaines marécageuses et dans celles qui ont été inondées l'hiver. En Italie, l'été rend le voisinage des Marais-Pontins inhabitable pour la même cause. Les marais de l'Erne et de la plaine d'Argos, peu dangereux l'hiver, le sont l'été pour les habitans des *moulins* et de Napoli de Romanie, comme ceux de l'Élide le deviennent pour les populations de Pyrgos et de Gastouni.

Mais on sait que l'influence des marais n'est pas toujours nécessaire pour produire les fièvres intermittentes, et que ces maladies sont communes dans les pays salubres d'ailleurs, si les variations atmosphériques y sont marquées; si on y commet des excès de table pendant la saison des chaleurs. Les troupes françaises étaient presqu'exemptes de ces maladies à Madrid, à Pampelune, à Modon et à Navarin, pendant l'hiver, quoiqu'elles fissent, dans cette saison comme dans les autres, un abus considérable du vin : mais lorsque venait l'été, les fièvres intermittentes étaient d'autant plus communes que la chaleur était plus intense, surtout lorsque celle-ci avait duré un certain temps, c'est-à-dire dans les mois d'Août, de Septembre et même d'Octobre. En Corse, les fièvres intermittentes sont peu fréquentes pendant l'hiver et le printemps, même autour des contrées marécageuses de cette île. Mais lorsque les chaleurs du mois d'Août se sont fait sentir, des fièvres intermittentes se développent non-seulement autour des marais, mais encore dans des villages situés entre des montagnes, surtout si des pluies viennent humecter la terre. Tous les régimens qu'on envoie de France en garnison dans cette île, y perdent beaucoup de monde par cette cause; et nul doute qu'un vin fort et généreux, dont les soldats boivent avec excès parce qu'il est à bas prix, ne contribue, là comme ailleurs, à produire ces maladies, plus rares en tous lieux parmi les officiers.

Cependant on se tromperait si l'on pensait que l'abus du vin fût nécessaire pour donner lieu à ces affections, et si l'on concluait que les personnes modérées dans son usage, ou qui s'en abstiennent entièrement, ne courent aucun risque d'en être prises. Dans les pays chauds, j'ai vu beaucoup de personnes qui vivaient selon les règles de la tempérance, être atteintes de ces fièvres si elles s'exposaient aux ardeurs du soleil dans des voyages, ou en chassant, etc. On peut dire que les rayons du soleil sont difficiles à supporter l'été dans le midi de l'Europe. Leur action péné-trante donne de suite des maux de tête et une ardeur intérieure, auxquels la fièvre tarde rarement à se joindre pour prendre aussitôt le type intermittent. À plus forte raison l'insolation est-elle capable de produire des rechutes de ces maladies opiniâtres.

Ainsi, la cause qui paraît agir le plus puissamment pour produire les fièvres intermittentes, c'est la chaleur ou la saison de l'été en Europe. La chaleur seule peut donner lieu à ces maladies; mais il faut convenir qu'elles se développent bien plus facilement par cette cause dans les pays de montagnes, où les variations atmosphériques sont très marquées et très promptes, que dans les pays de plaine, où la différence de température des jours à celle des nuits est moins marquée. Il semble que, dans les pays montueux, l'habitude qu'a le corps de l'homme d'éprouver alternativement une chaleur et un froid assez marqués, le dispose à l'affection périodique ou intermittente dont nous parlons, et que les rapides variations de la température atmosphérique portent facilement le trouble dans les fonctions nerveuses de ceux qui ne sont pas accoutumés à ces vicissitudes. Dans les plaines, où la température de la nuit se rapproche davantage de celle du jour, la même cause (la chaleur) produit plus facilement des fièvres continues, ou des gastro-entérites.

À Madrid, les fièvres intermittentes sont fort communes, quoique cette ville, la plus élevée qu'il y ait en Europe (1), soit située sur un plateau qui est à trois cents toises au-dessus du niveau de la mer, et où l'on ne peut soupçonner l'influence des marais de produire des maladies, car l'été tout est desséché dans les champs à plusieurs lieues à la ronde. Ce qui semble les occasioner même parmi les personnes sobres, ce n'est pas la seule action de la chaleur, mais les alternatives de chaud et de froid qu'on y éprouve et qui sont si marquées (à cause des montagnes de Guadarama, situées à sept lieues de cette capitale, et sur lesquelles la neige se conserve jusqu'à la fin de Juin), qu'on y est obligé de porter le manteau les trois quarts de l'année, et de le prendre souvent en été. A cette cause, ou à ces deux causes, les soldats français et suisses en joignaient volontairement une autre que nous venons de reconnaître comme très capable de concourir au développement de ce genre d'affections ; c'était l'abus du vin qui les fesait souvent rechuter. Mais sans cette funeste habitude, les habitans, cités avec raison pour leur sobriété, éprouvaient aussi des fièvres tierces, dues probablement à l'influence du climat.

J'ai eu connaissance, en Morée, d'un fait bien propre à prouver que l'influence des alternatives du chaud et du froid est capable de donner des fièvres intermittentes : le mont sur lequel est bâtie

---

(1) La ville d'Inspruck, dans le Tyrol, est, dit-on, la seule en Europe qui se rapproche de cette élévation.

l'Acro-Corinthe s'élève isolé vis-à-vis l'isthme de Corinthe, à peu de distance des deux mers, dans un pays où la terre blanchâtre est aride dès que les pluies de l'hiver ont cessé. Certes, il n'y a là, ni dans les environs, rien qui puisse ressembler à des marais. Les eaux qu'on boit dans l'Acro-Corinthe sont remarquables par leur pureté ; les soldats grecs sont sobres et presque sans moyens d'acheter du vin : cependant tous les ans, durant la saison des chaleurs, un assez grand nombre des soldats qui y tiennent garnison est pris de fièvres intermittentes. Ces maladies y avaient été fort communes en 1829 ; presqu'aucun militaire n'en avait été exempt pendant l'été. Il n'y en avait pas lorsque j'y montai à la fin d'Avril 1830 ; il n'avait pas encore fait de chaleurs désagréables. Mais les officiers auxquels je parlai de cette particularité me l'affirmèrent. Ils en étaient instruits comme on l'est fort loin, car on m'en avait informé à Modon, et ils me l'expliquèrent même comme on avait voulu le faire dans cette ville, en disant que ces fièvres étaient produites par une herbe qu'ils appellent *phlomos* (*euphorbia tithymalis*, Lin.). Ils prétendent que les années où l'on fait couper ou arracher assez tôt cette plante par des hommes de corvée qui en nettoient la montagne, la garnison est exempte de fièvres, et qu'elles sont au contraire très communes lorsqu'on la laisse croître. Mais cette plante est peu abondante sur la montagne au sommet de laquelle est bâtie l'Acro-Corinthe. En supposant (ce qui est loin d'être prouvé) que ses exhalaisons pus-sent donner des fièvres intermittentes, elles sont tellement balayées par les courans d'air et les vents qui s'y font sentir presque continuellement, qu'elles ne pourraient avoir aucun effet. Or, on sait que l'euphorbe n'exerce pas une pareille influence sur les habitans des lieux autour desquels elle croît. En admettant le fait qui est bien avéré, c'est-à-dire l'existence, en été, des fièvres inter-mittentes tierces et quotidiennes dans l'Acro-Co-rinthe, il faut donc en rejeter l'explication, et reconnaître que si ces maladies sont communes pendant la saison des chaleurs jusque dans cette forteresse, placée à près de trois cents toises au-dessus du niveau de la mer, c'est parce que les soldats qui y montent, d'autant plus échauffés quelquefois qu'ils craignent de ne pas être présens aux appels, sont saisis par des courans d'air plus marqués et plus froids à mesure qu'ils s'é-lèvent davantage, et dont l'action paraît capable, là comme ailleurs, de leur donner des fièvres in-termittentes, sans prétendre nier que, dans d'autres saisons, il ne puisse en résulter des inflammations de poitrine. Les vicissitudes atmosphériques qu'on éprouve sur cette montagne isolée, où les différences de température des jours et des nuits doivent être si marquées, seraient capables d'entretenir ces maladies et d'en amener le retour, lors même que les efforts des convalescens pour faire la même route ne tendraient pas à les renouveler.

Ainsi, sur l'Acro-Corinthe comme à Madrid, des alternatives très marquées de chaud et de froid pendant l'été, paraissent suffire pour donner lieu à des fièvres intermittentes, qui se développent encore avec plus de facilité, si, à ces causes, se joignent des excès de table ou l'abus du vin et des liqueurs alcooliques. Mais, dans ces deux positions, on ne saurait accuser de produire ces maladies l'influence de marais qui n'existent pas; encore moins l'influence des eaux, citées avec raison pour leur pureté dans l'Acro-Corinthe (1), comme dans la capitale des Espagnes.

Vostitza, l'ancienne Ægium, où Agamemnon réunit les rois pasteurs des peuples, pour concerter l'expédition contre Troie, est située en Achaïe, au bord du golfe de Corinthe, presque vis-à-vis l'ancienne Delphes, sur un plateau élevé de cette côte septentrionale du Péloponèse, où l'air est vif et semble devoir être salubre. La vue est bornée au sud par des montagnes assez rapprochées de cette ville. Au sud-est, il en est une, appelée le mont Ste-Irène, sur laquelle il y avait encore de la neige lorsque nous passâmes dans cette ville le 22 Avril 1830. En arrivant à Vostitza, nous sentîmes que l'air nous pénétrait : nous prîmes des informations, et on nous dit que, dès les premières chaleurs, lorsque le vent soufflait du sud-est ou venait du mont Ste-Irène, les fièvres intermittentes se développaient avec la plus

____

(1) C'est la fontaine Pirène, Pégase s'y désaltérait.

grande facilité parmi les habitans. Cependant il y a, au bord de la mer, une fontaine des plus abondantes, auprès de laquelle se trouvait autrefois le temple de la déesse *Salus*; et si les eaux en sont un peu lourdes, elles sont toutefois meilleures que celles qu'on boit dans beaucoup d'autres lieux où ne règnent pas de fièvres intermittentes.

A Mistra, lieu voisin de l'ancienne Sparte, les fièvres intermittentes sont extrêmement communes, quoique la vallée de l'Eurotas semble devoir être un pays aussi favorable à la santé qu'il est pittoresque et fertile. Mais Mistra, bâti à cent ou cent cinquante toises au-dessus du niveau de la mer, au pied du Taygète, vers l'Orient, est dans un lieu où la chaleur, très forte dans l'été pendant les deux tiers de la journée, est susceptible d'offrir les variations les plus marquées. Pour leur commodité, les habitans ont bâti cette ville nouvelle vis-à-vis une fente ou brèche immense de la montagne qui leur en facilite l'accès ainsi qu'à leurs troupeaux. Mais de cette montagne, qui était en grande partie couverte de neige lorsque je visitai Mistra le 1er Mai 1830, il vient des courans d'air (et quelquefois des ouragans vers le milieu de la nuit) d'une fraîcheur glaciale (1), qui contrastent trop avec la température de la

---

(1) « Au centre de ce qui fesait autrefois la ville (de Mistra), le Taygète se déchire jusqu'à sa base, et par delà ses escarpemens taillés en portique, les glaciers et les

plaine, pour qu'on ne doive pas leur attribuer les nombreuses fièvres intermittentes qu'on voit chaque année attaquer cette population, sujette d'ailleurs à de graves affections de poitrine. Un observateur (M. Bobeley, capitaine géographe) m'a dit y avoir observé, en Juillet 1829, une différence de 15 à 16 degrés de Réaumur entre la température du milieu de la journée à celle du soir. J'ignore si l'expérience avait appris aux anciens habitans de cette contrée, renommés pour leur force et leur agilité non moins que par leur courage, à ne pas bâtir une ville aussi près de cette montagne, la plus remarquable de tout le Péloponèse, et sur laquelle la neige se conserve aussi long-temps que sur le mont Olénos; mais il est sûr que la position de l'ancienne Sparte, au milieu de la plaine, au bord de l'Eurotas, et à trois quarts de lieue de Mistra, paraît bien préférable sous le rapport de la santé. Frappé, comme d'autres voyageurs, des variations marquées de température qu'on éprouve en ce lieu, j'avais pris des informations auprès du médecin qui y

---

avalanches s'étendent un peu plus qu'à mi-côte. Presque toujours un vent froid sort de ce gouffre et parcourt en ligne droite la plaine embrasée sur laquelle il est ouvert. »

» (De la Grèce moderne et de ses rapports avec l'antiquité, par Edgar Quinet, membre de la commission envoyée par le gouvernement en Morée. »

» Paris, 1830, un vol. in-8°, page 133.) »

réside, et j'avais vu se confirmer l'opinion que je
viens d'émettre. De retour en France, j'ai voulu
relire quelques fragmens de l'itinéraire de M. de
Chateaubriand, et j'ai trouvé dans cet ouvrage,
fidèle comme tous ceux de cet auteur lorsqu'il
peint la nature et ses beautés ou ses sites, qu'à
Mistra il avait dû aussi s'occuper de la fièvre; non
de celle qu'il contracta aux marais de Lerne, il
n'y était pas encore passé, mais de celle qu'avait
un tout jeune enfant du bey. « Mon hôte, dit-il,
» entra quelque temps après, portant son fils dans
» ses bras. Ce pauvre enfant, jaune et miné par
» la fièvre, était tout nu; il avait des amulettes
» et des espèces de sorts suspendus au cou. Le
» père le mit sur mes genoux, et il fallut enten-
» dre l'histoire de la maladie. L'enfant avait pris
» tout le quinquina de la Morée; on l'avait saigné
» (et c'était là le mal); sa mère lui avait mis
» des charmes, et elle avait attaché un ruban à la
» tombe d'un Santon; rien n'avait réussi. Ibrahim
» (le bey) finit par me demander si je connais-
» sais quelque remède. Je me rappelai que, dans
» mon enfance, on m'avait guéri d'une fièvre avec
» la petite centaurée, je conseillai l'usage de cette
» plante, comme aurait pu le faire le plus grave
» médecin. Mais qu'était-ce que la centaurée? Je
» prétendis que la centaurée avait été découverte
» par un certain médecin du voisinage, appelé
» Chiron, qui courait à cheval sur les montagnes.
» Un grec déclara qu'il avait connu ce Chiron,
» qu'il était de Calamate, et qu'il montait ordi-

» nairement un cheval blanc. » M. de Chateaubriand aurait mieux fait encore, en conseillant de porter cet enfant au village qui se trouve auprès de l'ancien plataniste, au lieu de le laisser à Mistra.

A Égine, en allant, depuis le port, voir le temple de Jupiter Panhellénien, qui est situé à trois lieues dans l'intérieur de l'île, on passe devant la vieille ville d'Égine, qui est à moitié chemin, sur un pic volcanique, entouré de montagnes plus élevées, quoiqu'il ait lui-même une hauteur de cent cinquante à deux cents toises. Cette ville contenait, à une époque assez récente, une population de huit à neuf mille habitans; elle a des eaux de source de bonne qualité, et d'autres qui contiennent du sulfate de fer, d'alumine, etc. Rien n'offre les moindres apparences de marais dans les environs; cependant la fièvre y règne tous les ans, et on n'y rencontre alors qu'une trentaine d'habitans, semblables à des spectres livides qui errent parmi ses ruines dans la saison des chaleurs. Des évènemens politiques avaient fait abandonner cette ville avant le 19ᵐᵉ siècle; mais les inconvéniens de sa position, que la crainte avait pu faire choisir, doivent bien empêcher de la regretter.

Sur la côte occidentale du Péloponèse, vers le milieu du chemin qui conduit d'Arcadia à Pawlitza, l'ancienne Phygalæ, est un village nommé Sidero-Castron, placé à une hauteur de cent cinquante toises dans les montagnes. L'officier dont je viens de parler, chargé de travaux géographiques en Morée, me disait que, lorsqu'il y arriva, au mois de Septembre 1829, il fut étonné de trouver les habitans qui restaient, jaunes, maigres, travaillés par la fièvre qui les attaque tous les ans. Il n'y avait certainement pas de marais en ce lieu ; on y buvait de l'eau de citerne, qu'on sait incapable de nuire. Mais ce village était dominé par des montagnes qui interceptaient les brises de la mer, et dont le sommet était voilé de nuages pour peu qu'il y eût d'humidité dans l'air, tandis que leur base y concentrait la chaleur. Nul doute que la fraîcheur des vents qui descendaient parfois de ces sommets, placés dans une autre région de l'air, ne fût la cause de la maladie périodique qui forçait les habitans de Sidero-Castron à aller s'établir ailleurs ; car ils déclarèrent avoir pris la résolution de quitter incessamment ce lieu dangereux.

A une lieue de là et sur la même route, en avançant vers Pawlitza, est le village de Cara-Mustapha, situé sur un plateau un peu plus élevé, et où l'on n'a jamais de fièvres. Les habitans attribuent cet avantage à leur position sur un tertre, où rien ne peut ni concentrer la chaleur, ni donner lieu à des refroidissemens aussi subits.

En Navarre, la ville de Pampelune, entourée de montagnes qui en sont à la distance de demilieue, d'une, de deux ou trois lieues, etc., jouit de l'air le plus salubre. C'est la ville d'Espagne où une garnison française de 3000 hommes a perdu le moins de monde pendant quatre ans et demi qu'à duré l'occupation ; car je ne dois pas compter le temps du siége (1823) A deux lieues au couchant de cette place forte , une étendue de terre assez considérable est couverte d'eau pendant l'hiver ; mais ce n'est pas là un marais ; car, dès les premiers beaux jours, cet espace se dessèche et devient *tout-à-fait aride* avant l'été.

Pendant l'hiver, nous n'avions presque pas de malades à l'hôpital, quoique les soldats bussent encore plus qu'ailleurs d'un vin rouge généreux qui était à bas prix (un ou deux sous la bouteille) ; mais dès que les chaleurs devenaient fortes, ce qui n'avait guère lieu qu'en Juillet, le nombre des malades, qui avait déjà augmenté, devenait plus considérable et croissait évidemment à mesure que le thermomètre marquait une chaleur plus intense. Si la température (qui allait certains jours jusqu'à 30 degrés de Réaumur) baissait pendant une semaine, le nombre des entrans à l'hôpital était moindre ; si la chaleur reprenait, il augmentait de nouveau, en sorte que la mesure de la chaleur était en même temps celle de l'état sanitaire ; et là, plus qu'ailleurs peut-être, les maladies dominantes étaient des fièvres intermittentes, dont quelques-unes offraient le caractère pernicieux en Août et Septembre.

Il paraissait évident à Pampelune, que, pendant l'hiver, la stimulation exercée par le vin sur les organes était balancée par la fraîcheur de l'air, et n'avait pas d'inconvéniens marqués pour la santé. Mais lorsque le soleil ou la chaleur venaient à agir sur des êtres jeunes et vigoureux, chaque jour remplis de cette liqueur dangereuse, et qui, revenant des villages où ils allaient faire leurs orgies, se couchaient quelquefois sur les chemins une partie de la journée, alors il en résultait une excitation générale considérable qui comportait la saignée, suivie de fièvre intermittente qui exigeait l'usage des délayans, des tempérans et du sulfate de quinine, remède le plus capable d'arrêter bientôt les accès. Or, à Pampelune, les variations atmosphériques sont extrêmement marquées ; l'air est très vif : il m'est souvent arrivé d'éprouver un froid désagréable en fesant, au mois de Juillet, le tour de la ville avant le coucher du soleil. Il paraît que ces vicissitudes atmosphériques très marquées troublaient la calorification et disposaient le corps à des affections intermittentes, que l'action réunie de la chaleur et des excès de boisson fesaient naître en été parmi les soldats ; car les habitans de la ville, généralement sobres, éprouvaient peu ces maladies s'ils n'étaient obligés à faire des travaux fatigans aux ardeurs du soleil ; et les officiers, qui vivaient d'une manière plus régulière, se portaient bien.

La citadelle fournissait souvent plus de malades que le reste de la place, quoiqu'il y eût moins de monde ; cependant il n'y avait aucune cause apparente d'insalubrité dans la citadelle. J'ai été obligé de reconnaître que, si les maladies, c'està-dire les fièvres intermittentes, s'y développaient plus facilement, c'était parce qu'il fesait plus chaud dans ses cours, où il y avait moins d'ombre, et

dans ses logemens, dont les murs étaient minces
et l'étage peu élevé. Les sentinelles, plus exposées
au soleil pendant le jour, y souffraient aussi plus
de la fraîcheur pendant les nuits que dans les
postes de la ville. En outre, toutes les fois qu'on
entrait dans cette citadelle, où les soldats arrivaient
souvent hors d'haleine, ou qu'on en sortait, on
éprouvait, en passant sous ses longues portes voûtées, un courant d'air quelquefois très froid, qui
obligeait à boutonner les habits dans les plus fortes chaleurs. Voilà sans doute les causes qui fesaient naître un plus grand nombre de maladies
dans ce lieu. Ces causes étaient les mêmes que
celles qui agissaient sur le reste de la garnison;
mais les vicissitudes atmosphériques y étaient plus
marquées; le chaud du jour contrastait davantage avec la fraîcheur des nuits, les abris étaient
moindres; il n'en fallait pas davantage pour expliquer cette différence, qui se rattache, comme
on voit, à l'interprétation du fait envisagé d'une
manière générale.

Lorsque l'armée française eut débarqué en Morée au commencement de Septembre 1828, la
majeure partie alla camper, au bout de quinze
jours, au fond de la baie de Navarin, auprès d'un
marais, où il se développa, avec des colites et
des affections cérébrales, un grand nombre de
fièvres intermittentes dont plusieurs devinrent
promptement funestes. On crut que la cause de
ces affections périodiques dominantes était le voisinage de ce marais. Sans nier cette influence nui-

sible, je dois dire que l'année suivante ces maladies existèrent aussi, quoiqu'en moindre nombre, lorsque les troupes occupaient la ville de Navarin, située au sud de ce marais, à une lieue et demie, et celle de Modon. Ce n'était pas à ses exhalaisons qu'on devait les attribuer à cette distance ; car les vents soufflèrent ordinairement du nord-ouest, et les équipages des vaisseaux et bâtimens placés entre la ville et le marais, en furent à peu près exempts ou beaucoup moins affectés, probablement parce qu'ils avaient moins d'occasions de faire des excès. Il est donc naturel d'en accuser, en même temps que les écarts de régime, qui ne peuvent être ici mis en première ligne, la chaleur, d'autant plus forte à Navarin, que cette ville, située sur la côte occidentale, est entourée de rochers élevés qui la réfléchissent et la concentrent (surtout depuis midi jusqu'au coucher du soleil), et les variations de température de l'atmosphère.

A Modon, ces maladies furent aussi très nombreuses, sans l'être autant qu'à Navarin, et durent être attribuées aux mêmes causes, quoique la chaleur y fût un peu moins intense que dans cette dernière ville ; car, à Modon, le thermomètre de Réaumur s'élevant un ou deux degrés de moins qu'à Navarin, se tint de 20 à 22 au moment le plus chaud de la journée, et ne monta à 23 degrés qu'à la fin de Juillet, au commencement et au 20 d'Août (1829). Mais à Modon les vicissitudes atmosphériques étaient très marquées ; le

vent du nord-ouest y était quelquefois très fort,
surtout vers la fin du jour, si différente du milieu de la journée pour l'agitation de l'air; les habits, qu'on avait de la peine à supporter quelques heures auparavant, paraissaient alors très
légers et insuffisans. Il semblait difficile que beaucoup de soldats, non moins intempérans à Modon
qu'à Navarin, ne fussent pas dérangés de ces changemens brusques de la température de l'air, si
propres à occasioner les rechutes continuelles de
ces affections périodiques. A Modon, on pouvait
encore moins qu'à Navarin, accuser l'influence
des marais de les produire; car, auprès de Modon, il n'y a point de marais. Une partie de la
plaine est, à la vérité, couverte d'eau de pluie
l'hiver; mais cette eau s'écoule et s'évapore dès
les premières chaleurs, et on sait que cette contrée est bientôt et demeure aride en même temps
que couverte de moissons. Il ne faut pas creuser à
une bien grande profondeur pour trouver l'eau (1);
mais cette plaine n'offre aucun caractère des lieux
marécageux. J'allais régulièrement m'y promener
tous les jours, depuis une heure avant jusqu'à
une heure après le coucher du soleil, et je n'en
ai jamais été incommodé, non plus que beaucoup
d'autres personnes qui avaient la même habitude.

---

(1) La plupart des puits très nombreux qu'il y a dans
cette plaine, n'ont que dix à douze pieds de profondeur;
ils ne tarissent pas, et certains fournissent de l'eau à la
ville.

Dès la fin d'Août, un assez grand nombre de ces
fièvres eurent, à Modon et à Navarin, le caractère pernicieux tellement prononcé, que je n'avais
jamais vu en Espagne ces maladies amener la
mort avec tant de promptitude. En garde contre
les évacuations sanguines, après le premier temps
de ces affections redoutables, nous recourions à
l'usage du sulfate de quinine et à l'infusion de
quinquina ; et, quoique nous fussions très atten-
tifs, beaucoup de ces malades nous échappaient,
emportés comme par une mort irrésistible. Ce
danger pressant exista, dans plusieurs de ces maladies, jusqu'à la fin d'Octobre, jusqu'en Novembre, Décembre ; et il en parut encore un ou deux
exemples en Janvier, même parmi des officiers
qui n'avaient pas encore été pris de fièvre intermittente. On peut penser que ces suites de la
constitution médicale, ou de la chaleur de l'été
et de l'automne, étaient aussi tardives à s'éteindre,
à cause du temps orageux qu'il fesait alors ; car
les orages étaient fréquens, surtout la nuit, et
suivis de pluies abondantes. La température de
l'air, qui n'était descendue à zéro qu'une fois (le
25 Novembre 1829), s'élevait ordinairement au
milieu du jour à 15 degrés au-dessus de zéro
pendant les mois de Novembre et Décembre, et
ne baissa que peu en Janvier.

Ainsi, la chaleur du soleil, balancée presqu'à la
fin de chaque jour par des brises de nord-ouest
qui étaient parfois un vent décidé, produisit, avec
l'abus du vin, un nombre considérable de fièvres

intermittentes à Navarin et à Modon, pendant l'été
et l'automne de 1829, sans qu'on pût raisonna-
blement accuser l'influence des marais d'y avoir
concouru (1). La chaleur était tellement la cause
la plus puissante de ces affections, que les officiers d'état major chargés de faire la topographie
de la Morée, qui voulurent continuer leurs travaux pendant cette saison dans l'intérieur aride
et montueux de ce pays, furent presque tous
atteints de fièvres intermittentes graves et opiniâtres : deux moururent de gastro-céphalites. Moins
sujets à la maladie régnante que les soldats, à Modon, les officiers n'en furent pourtant pas exempts.
On put remarquer que ceux qui fesaient des voyages dans l'intérieur du pays, ou se livraient à
l'exercice de la chasse, avaient plus facilement la
fièvre que les autres. Il n'y avait pas jusqu'à la
position dans la rue de la poste, voisine de la mer,
et où le vent soufflait plus fort qu'ailleurs, qui
ne parût influer d'une manière défavorable sur
la santé et donner lieu à de nombreuses rechutes.

La garnison de Patras avait été transportée à
Coron à la fin de Juin 1829 ; on fut étonné de
voir qu'elle n'eût presque pas de malades jusqu'en
Novembre, époque où elle partit pour retourner
en France. Cependant la chaleur était, pour le
moins, aussi forte à Coron qu'à Modon. Mais Coron étant situé sur une hauteur au bord de la
mer qui se déploie à l'est de cette ville, dès que

---

(1) Les alimens étaient sains dans ces deux places.

le soleil avait passé le méridien , ses rayons ne fesaient plus qu'effleurer la côte et la ville, et tombaient sur la mer où ils échauffaient moins l'atmosphère. La température était plus égale à Coron, où le vent du soir n'était qu'une brise agréable et presque toujours la même. Cette ville avait été mieux conservée que les autres , et la garnison , moins nombreuse , avait trouvé des logemens plus vastes et plus capables de l'abriter. L'eau n'y était pas meilleure qu'à Modon et à Navarin; mais les cabarets n'y étaient pas établis en si grand nombre : la garnison était consignée dans ses quartiers ou casernes depuis dix ou onze heures du matin jusqu'à quatre heures de l'après-midi , ce que nous n'avions pu obtenir à Modon ni à Navarin : une partie des environs de la ville était plantée d'oliviers qui donnaient de l'ombrage ; voilà , si je ne me trompe, les causes de la santé comparative dont y jouirent les troupes pendant l'été et l'automne de 1829. Celles qui avaient campé devant cette ville l'année précédente, après le débarquement, avaient eu le même avantage. Depuis l'antiquité , la partie nord des environs de Coron a la réputation d'être un pays favorable à la santé. On y avait bâti autrefois un temple à Apollon Corinthus, et il s'y opérait des guérisons miraculeuses. C'est là que les habitans ont encore coutume de se retirer lorsque des fièvres règnent à Coron.

Ce n'est pas seulement sur le littoral de la Morée et parmi les étrangers que les fièvres intermittentes sont communes l'été. On les observe également en certain nombre dans son intérieur et parmi les indigènes. Dans un voyage que je fis en Novembre 1829, j'allai coucher un soir dans un village situé sur le coteau qui borne à l'orient la plaine de Caritène, pays très salubre où fut autrefois la ville de Mégalopolis (1), dont la population était considérable. Dans la maison où j'étais, deux femmes jeunes et fortes et un homme avaient la rate extrèmement engorgée à la suite de fièvres intermittentes qu'ils avaient éprouvées l'été. Certes, ce n'était ni l'influence des marais dont tout ce pays est si loin d'offrir l'apparence, ni l'abus du vin qui avaient occasioné cette maladie à ces pauvres gens; mais l'insolation pendant les jours d'été, et la fraîcheur des nuits dans cette saison où beaucoup d'habitans des campagnes couchent dehors pour éviter les insectes qui les empêchent de reposer dans leurs maisons dépourvues de lits, de linge, de plancher. Telles sont, avec une mauvaise nourriture, les causes véritables des fièvres intermittentes qu'on voit en certain nombre chaque année dans l'intérieur de la Morée. Le défaut d'abris contre les ardeurs du jour, la fraîcheur des nuits, et, dans beaucoup de contrées, le manque absolu d'ombrages, y laissent le corps exposé à des vicissitudes atmosphériques qui ne nuisent pas moins aux voyageurs obligés de four-

----

(1) Mégalopolis était placée sur le Hélisson, petite rivière d'Arcadie qui se jette dans l'Alphée.

nir des courses de sept à huit heures avant de trouver un gîte. La difficulté et l'aridité des chemins n'ajoutent pas peu à l'action nuisible du soleil. A mesure que ce pays se rebâtira, que les villages deviendront plus considérables, que les gîtes seront plus rapprochés ; à mesure que l'aisance se répandra parmi les habitans, il est probable que ces maladies seront beaucoup moins fréquentes , et que le Péloponèse redeviendra ce qu'il fut autrefois , c'est-à-dire un pays favorable à la santé , habité par une nombreuse population , comme l'attestent les ruines de ses villes fameuses et les pages les plus incontestables de l'histoire.

L'action de la chaleur qui fait aujourd'hui tout le danger de son atmosphère , car l'hiver on s'y porte mieux que dans beaucoup d'autres contrées de l'Europe , produit donc , dans son intérieur , des fièvres intermittentes , comme sur le littoral et dans d'autres pays.

Ainsi , sans parler des faits du même genre que j'ai eu occasion d'observer en grand nombre auprès de Cadix, pendant l'été de 1823 , je crois être en droit de conclure :

1° Que la cause la plus générale des fièvres intermittentes , dans les diverses contrées de l'Europe, c'est la chaleur ; car , très fréquentes en été , elles sont tout aussi rares en hiver, et il suffit du seul changement de saison pour causer cette différence ;

2° Que, dans les pays non marécageux, la chaleur produit plus facilement les fièvres intermittentes s'ils sont hérissés de montagnes ; probablement qu'alors les alternatives plus marquées de la chaleur des jours et de la fraîcheur des nuits ajoutent à l'action de cette première cause et en rendent l'effet plus prononcé ; car, dans les pays de plaine, où la température des nuits diffère moins de celle des jours pendant l'été, les fièvres intermittentes sont beaucoup moins nombreuses ;

3° Que l'abus du vin et des liqueurs alcooliques seconde puissamment l'action de la chaleur pour donner lieu aux fièvres intermittentes, et qu'il rend ces maladies fréquentes parmi des hommes qui en seraient exempts en se conformant aux règles de la tempérance, et en s'abstenant de faire des travaux pénibles aux ardeurs du soleil ;

4° Que l'influence ou le voisinage des marais, qui n'est pas nécessaire, comme on vient de le voir, pour que des fièvres intermittentes se développent dans la saison qui fomente ces maladies, en est cependant aussi une cause tellement puissante, que, même sans les fautes de régime, les miasmes des marais ou leur voisinage sont, dans la saison des chaleurs, la cause la plus capable de donner naissance à ces affections périodiques.

Examinons la manière d'agir de ces causes isolées ou réunies, et si nous ne pouvons pas tout comprendre dans leur mode d'action, établissons du moins ce qui est incontestable : voyons de quelle nature sont leurs effets ou les symptômes des maladies qu'elles produisent, quelle lésion ils

annoncent, et quels sont les organes qui souffrent
par suite de leur influence.

MANIÈRE D'AGIR DES CAUSES DES FIÈVRES INTERMITTENTES.

Nous commencerons par celle de ces causes qui
nous a paru capable d'agir seule et sans le concours des autres, c'est-à-dire par la chaleur atmosphérique.

La chaleur (et la lumière du jour que nous ne
pouvons ici en séparer) est incontestablement un
stimulant pour notre corps : nous avons dit que
chaleur et *vie* étaient inséparables ; la chaleur
extérieure peut ranimer la vie languissante ou affaiblie ; elle en excite les propriétés, elle en provoque les actes, et peut ramener des corps malades à la santé.

Mais trop forte et trop long-temps soutenue,
elle peut nuire en excitant les propriétés vitales
au delà du point où elles doivent être excitées ;
en exaltant la vie, en la fesant passer de l'état
régulier, ou de la santé, à l'état de trouble ou de
maladie, et en portant le désordre dans la calorification naturelle.

L'homme soumis à l'action d'une trop forte chaleur atmosphérique en est averti par la sensation
incommode qu'il éprouve ; le système nerveux
cérébral en est affecté, la tête devient douloureuse,
et cette céphalalgie, produite par l'action directe
de la chaleur, est augmentée par la réaction des
organes intérieurs qui sont excités en même temps ;
car, toutes les fois que ce stimulant agit sur la

surface de notre corps, l'excitation qu'il y produit se répète par *consensus* dans les organes intérieurs, et l'observation a prouvé que la surface
interne de l'estomac était le point qui participait
le plus à l'état de rougeur, de turgescence et de
presqu'inflammation de la peau. L'irritation de
l'estomac, ou même *la gastrite*, qui est l'inflammation de sa membrane interne, se développent
donc alors, annoncées par la sécheresse de la bou-
che, la soif, la rougeur des bords et de la pointe
de la langue, en même temps que sa surface est
blanchâtre : de la fièvre ne tarde pas à se joindre
à ces symptômes si la cause persiste, ou si le mal
augmente; la douleur d'estomac et des vomissemens peuvent aussi s'ensuivre, et cet état d'ardeur de la membrane muqueuse de l'estomac et
de l'intestin, qui s'affecte en même temps et par
les mêmes causes, devient capable de se soutenir
par lui-même, si l'action de la chaleur a été intense et d'une certaine durée. La chaleur solaire,
outre l'excitation directe qu'elle exerce sur le système nerveux cérébral ou sur la tête et la surface du corps, influe donc sympathiquement ou
d'une manière vitale sur le commencement de
l'appareil digestif, dont l'inflammation réagit ensuite sur la tête.

Le vin pris en quantité modérée, produit des
symptômes analogues, quoique dans un autre ordre de succession; il excite l'estomac et la tête;
et si son action est poussée plus loin, il irrite l'estomac et produit l'ivresse ou la stupéfaction des

fonctions cérébrales. Aussi les fièvres allumées par ces deux causes, lors même qu'elles doivent être intermittentes, ont-elles, dès le principe, toutes les apparences de la fièvre inflammatoire ou de la gastrite.

Mais les fièvres intermittentes sont-elles pour cela des gastrites intermittentes, comme on l'a publié récemment? ou bien, doit-on les considérer comme des gastrites permanentes ou continues, produisant seulement des symptômes intermittens, comparables en cela à ces lésions organiques du cerveau, par exemple, qui donnent lieu à des convulsions périodiques, à l'épilepsie; ou aux af-fections organiques du cœur qui occasionent des *accès* d'asthme?

Je viens de le dire, au début, les fièvres inter-mittentes que j'ai eu occasion d'observer en grand nombre chez les militaires, avaient tellement les apparences de la gastrite ou de la fièvre inflamma-toire, que les saignées générales et locales étaient souvent nécessaires, ainsi que les boissons tem-pérantes et acidulées, un air frais, le repos, la diète absolue, etc. Mais je dirai avec la même exactitude, que bientôt ces symptômes se dissi-paient, et qu'il ne restait plus que la fièvre in-termittente seule, avec plus ou moins de dégoût, plus ou moins de mal de tête pendant et après les accès, plus ou moins d'épigastralgie, de fai-blesse générale, etc. C'était surtout dans les re-chutes, chez les sujets qui n'avaient pas d'engor-gement de la rate, que la fièvre se voyait seule et sans apparence d'inflammation ou sans gastrite. Chez plusieurs, en effet, les fonctions digestives ne paraissaient nullement troublées dans l'intervalle des accès : l'appétit était bon, le goût exquis, la langue belle; il n'y avait ni soif, ni mal de tête; toutes les fonctions se fesaient régulièrement. On ne pouvait de bonne foi voir chez les personnes qui étaient dans ces dispositions favorables, aucun symptôme de gastrite; car, si on empêchait leur fièvre de revenir, elles étaient aussitôt comme en santé. Chez elles il n'y avait donc pas de gastrite continue ou existant avec des symptômes intermittens. J'en appelle au témoignage des personnes accoutumées à observer ces maladies, du fondement de cette assertion, que la prévention peut seule faire contester (nous verrons plus tard que les vomissemens que les fébricitans éprouvent quelquefois peuvent être expliqués ou envisagés d'une autre manière). Lorsqu'on songe à la marche toujours continue de la gastrite la mieux connue, à ses symptômes développés et soutenus à raison de son intensité, et dont on ne peut obtenir la diminution qu'en maîtrisant la maladie locale elle-même, ce qui n'a lieu que progressivement; peut-on penser qu'une vraie gastrite, aiguë, récente, assez intense pour être accompagnée d'une fièvre très forte, pût se dépouiller, pour ainsi dire subitement, de ces symptômes qui paraissent lui être inhérens ou essentiels, pour les reprendre un ou deux jours après, les quitter encore et successivement; le tout sans cause connue de ces alternatives ; tandis qu'on suit souvent la gastrite dans tous ses développemens, et qu'on apprécie l'action des moindres causes qui peuvent la renouveler ou l'exaspérer ? Une pareille supposition serait gratuite : elle tendrait à assimiler deux choses positivement différentes en plusieurs points essentiels : elle est donc inadmissible.

S'il n'y a pas gastrite continue avec symptômes intermittens dans les fièvres intermittentes, y a-t-il davantage gastrite périodique, et chaque accès peut-il être considéré comme un érysipèle de l'estomac ou de l'intestin grêle, dont le frisson aurait marqué l'invasion, la chaleur le développement, et la sueur la terminaison ?

Je ne crois pas cette opinion plus fondée. A en juger par les symptômes, la gastrite qui dans cette supposition constituerait chaque accès de fièvre, serait fort intense, car le frisson qui l'annoncerait, comme il annonce ordinairement l'invasion de la plupart des maladies, est des plus marqués ; on ne le voit presque jamais tel au début des gastrites les plus essentielles, qui doivent durer long-temps et mettre les malades en danger ; la chaleur, la force et la fréquence du pouls sont quelquefois considérables, ainsi que la céphalalgie, dans les fièvres intermittentes ; et si elles étaient symptômes d'une gastrite, ce serait bien de la gastrite la plus active. Les vomissemens sont souvent répétés, opiniâtres, accompagnés d'efforts et d'angoisses considérables ; et s'ils étaient eux-mêmes l'indice d'une inflammation de l'estomac, il faut convenir que cette inflammation ne s'annoncerait rien moins que médiocre. Or, après avois admis que tout cet ensemble de symptômes est l'effet d'une vive inflammation de l'estomac et de l'intestin grêle, maladie qu'on sait être très durable par sa nature lors même qu'elle est très faible, on dit, en les voyant disparaître comme par enchantement, que l'inflammation qui les a fait naître vient elle-même de se dissiper; et comme le calme est parfait dans les symptômes, il ne resterait pas non plus de traces de la maladie locale à laquelle on les rattache! Ce serait assurément bien étonnant qu'une pareille disparition absolue de la gastrite, et ceux qui aiment à la voir pourraient s'en affliger; mais ils s'en consolent en songeant qu'elle reviendra bientôt avec tout son cortége : et, en effet, elle revient, disent-ils, après un calme absolu; et ce retour ne fait pas réfléchir au caractère essentiel d'une pareille affection qui en cela ressemble tant aux maladies nerveuses! Car, malgré que les érysipèles soient fort communs, on ne peut en citer plusieurs de périodiques (1). Or, s'ils ne sont ja-

______

(1) Je sais que, pendant la période de chaleur des fièvres intermittentes, il se manifeste quelquefois, sur la peau, des taches rouges, animées, qui disparaissent avec l'accès. Elles sont un effet de l'excitation nerveuse qui les tient sous sa dépendance, et ne durent qu'autant que l'altération de la sensibilité, dans les papilles nerveuses de la peau, se soutient.

mais périodiques au dehors ou sur la peau, où ils existent ordinairement et où on les voit à découvert, doit-on croire qu'ils le soient à ce point au dedans, où on ne les a jamais vus ni pu voir? Il existe, au contraire, beaucoup d'érysipèles, de gastrites et de gastro-entérites que les symptômes annoncent, que le raisonnement admet, et que les ouvertures de cadavre démontrent. Or, ces inflammations prouvées, constatées, sont toutes continues. Les inflammations intermittentes ont donc quelque degré de vérité de moins; il y a donc de la supposition ou de l'arbitraire à les admettre; s'il y en a, il peut y en avoir beaucoup, et je crois avoir prouvé que tout l'était dans leur admission comme cause des fièvres intermittentes.

On en sera plus convaincu si l'on réfléchit au mode de traitement qui triomphe avec le plus de certitude de ces maladies.

Lorsqu'on a à traiter un érysipèle qui offre un caractère d'acuité ou d'inflammation non équivoque, à coup sûr on ne le fomentera pas avec la décoction de quinquina : on n'emploierait guère un pareil topique que si le mal avait amené la gangrène. Or, tout le monde sait que le quinquina et ses préparations sont les meilleurs remèdes contre les fièvres intermittentes qui ont déjà duré quelques jours. Dans la supposition de la gastrite continue comme cause de la fièvre intermittente, le quinquina ou ses préparations, appliqués sur l'organe enflammé, guériraient donc la gastrite continue, et seraient de puissans et même les plus puissans antiphlogistiques. Ils feraient cesser, ils préviendraient la gastrite intermittente : et, antiphlogistiques contre une inflammation qui n'existe pas encore, ils la guériraient toujours en son absence, et en seraient pourtant le meilleur remède !! S'il en est ainsi, il faut convenir que nous avons bien des réflexions à faire sur la manière d'agir des antiphlogistiques. Comment s'y prendre maintenant pour suivre le meilleur mode dans leur administration? D'autre part, que de changemens, que de réformes ne faut-il pas opérer dans les idées qu'on avait conçues de l'inflammation, si les fièvres intermittentes sont un appareil inflammatoire intense, violent, qui va se dissipant de suite, de lui-même ; et si le quinquina, appliqué sur l'organe malade, est le meilleur moyen de détruire ou de prévenir son inflammation dangereuse ?

Il faut le dire, puisque les réflexions sur les faits qui se passent journellement conduisent à le penser, regarder les fièvres intermittentes comme des symptômes périodiques qui se rattachent à une gastrite continue, ou comme des gastrites intermittentes qui se dissipent entièrement entre les accès, est une opinion forcée, qui ne satisfait nullement puisqu'elle est en contradiction avec l'observation des symptômes et avec les succès presque constans du remède.

Si telle n'est pas la nature des fièvres intermittentes, que sont-elles donc? quel est le genre de
lésion qui les constitue, ou à quelle affection peut-
on attribuer l'ensemble des symptômes qui les caractérisent?

S'il est souvent difficile de voir ce qui en est en
médecine, il est quelquefois plus difficile encore de
ne voir que ce qui existe. Au lieu de prétendre
expliquer les fièvres intermittentes par des suppo-
sitions plus difficiles à comprendre que les fièvres
intermittentes elles-mêmes, il faut revenir sur ses
pas, se retirer du sentier ténébreux dans lequel
on s'était engagé; considérer en grand ces affections observées d'abord en détail et avec constance dans les pays chauds, dans des climats
différens; et énoncer la vérité la plus générale
qu'elles présentent, ou qui résulte de leur rapprochement. De cette manière, ou en élaguant toujours ce qui ne peut pas être dit de toutes, on se
trouve conduit à définir les fièvres intermittentes
des altérations périodiques de la calorification. Cette
définition claire, brève, est d'autant plus naturelle qu'elle n'est que l'expression d'un fait. Il
est incontestable que la calorification est lésée dans
toutes les fièvres intermittentes, et que cette lésion
est périodique. J'ajoute que nous ne connaissons
encore rien de plus essentiel dans ces maladies,
et que la lésion d'une fonction aussi importante,

et des forces vitales auxquelles elle se lie, explique
mieux que toute autre les symptômes des fièvres
intermittentes ordinaires simples, ainsi que le
danger de celles qui sont pernicieuses ; et si elle
ne peut faire comprendre la manière d'agir du
meilleur remède employé à leur guérison, l'idée
de cette lésion ne lui est pas aussi contraire que
celle d'inflammation de l'estomac, qui répugne, ou
qui, ne pouvant s'allier au succès, ne deviendrait
probable que lorsqu'on a des revers dans leur
traitement. Or, les succès sont heureusement plus
nombreux que les revers dans le traitement des
fièvres intermittentes. Si les rechutes arrivent facilement, elles sont plus explicables par l'idée que
j'émets, ainsi que la permanence du bon état des
forces digestives au milieu de ce trouble général.

Nous avons dit, en parlant de la calorification,
que si notre corps était fait pour vivre dans une
atmosphère d'une température inférieure à la nôtre, et s'y former ou s'y approprier le calorique
qui lui est nécessaire, il devait souffrir dans une
atmosphère d'une température trop élevée, parce
qu'il n'avait en lui-même presqu'aucun moyen
de résister à la chaleur ou de se refroidir spontanément. Tous les ans, la saison des chaleurs
ramène les fièvres intermittentes, même dans les
pays non marécageux, et elles se dissipent presqu'entièrement en hiver ; donc c'est la chaleur qui
les produit ou qui en est la cause première. Mais
ordinairement la chaleur n'occasione pas ces maladies dans la première saison où elle se fait sen-

tir avec intensité : il semble qu'elle commence à y préparer notre corps en lui fesant subir des changemens imperceptibles, et que, lorsque le milieu ou la fin de l'été sont venus, le moindre surcroît de son action soutenue produit en nous ce désordre, difficile ensuite à réparer. En Morée (à Modon et à Navarin), les chaleurs des mois de Mai et de Juin, quoique capables de déranger beaucoup de monde, ne produisaient que peu de fièvres intermittentes. Les malades qui entraient alors dans les hôpitaux se plaignaient de maux de tête, de douleurs contusives dans les reins et les membres, ordinairement sans fièvre et sans irritation de l'estomac. Cet état, que je regardais comme une sur-excitation du système nerveux cérébral par la chaleur et la lumière, prenait, chez plusieurs sujets pléthoriques, l'aspect de la fièvre inflammatoire, et exigeait la saignée. Les fièvres intermittentes ne se développaient en grand nombre que vers la fin de Juillet ou le mois d'Août. On était fondé à croire que la différence de la chaleur des jours et de la fraîcheur des nuits étant alors plus marquée, pouvait beaucoup concourir à leur production. C'est vers la même saison, et peut-être par l'action d'un certain nombre de causes identiques, que les dyssenteries ont coutume de se montrer dans les pays où elles sont habituelles ; et on sait que les dyssenteries ou les diarrhées aiguës se compliquent souvent de fièvre intermittente.

Il paraît que, dans ces circonstances, lorsque

la température de notre corps est trop élevée par l'action solaire, un état d'irritation générale se manifeste en nous, comme je l'ai déjà dit. Si la lésion de l'appareil digestif ou de la tête n'est pas de nature à entretenir une fièvre continue, l'excitation générale a été du moins suffisante pour que l'appareil calorificateur en souffrît. Bientôt il n'est plus apte à remplir ses fonctions, à entretenir en nous une température convenable sans interruption ; des refroidissemens périodiques se manifestent, suivis d'un développement de chaleur non moins remarquable et proportionnel, qui semble un effort de la vie ou de l'organisme, pour détruire la sensation d'un froid incommode, et dangereux s'il était porté plus loin : la sueur se déclare après, et un calme, ordinairement d'un peu moins de deux jours (car les fièvres tierces sont plus communes que les fièvres quotidiennes ou double-tierces, et surtout que les fièvres quartes), est suivi des mêmes phénomènes plus ou moins intenses, plus ou moins long-temps soutenus, qui se succèdent dans le même ordre. Tout paraissant d'ailleurs dans l'état naturel bientôt après l'invasion de ces fièvres, il me semble impossible de voir en elles autre chose qu'une *altération périodique de la calorification*, ou une lésion du système nerveux, lésion inappréciable pour nous par d'autres symptômes que par un trouble dans la production de la chaleur animale.

La chaleur solaire, que j'accuse de les produire, est tellement en rapport avec ces affections, que,

dans les pays chauds (en Espagne et en Grèce),
les accès ne viennent presque jamais la nuit pendant la saison des chaleurs ; c'est presque toujours
lorsque le soleil est sur l'horizon, et le plus souvent vers le milieu de la journée, qu'ils se manifestent. Il semble que la cause qui les a produits
primitivement n'a plus besoin d'agir avec autant
de force, par la suite, pour rappeler les accès ;
car les malades les éprouvent placés dans leur lit
et à l'abri du soleil, dans les lieux les plus convenables à leur guérison. Sans courir après les explications, je ne puis rejeter celle qui se présente aussi
naturellement. Je ne dois pas espérer qu'elle soit
applicable à tous les cas et dans toutes les saisons ; il me suffit qu'elle soit vraie d'une manière générale pour ceux que j'ai vus. C'est beaucoup d'éclairer quelques points d'un sujet aussi
obscur ; peut-être faut-il commencer de la sorte
pour parvenir un jour à en pénétrer et dominer
l'ensemble.

Je dis donc que les $\frac{19}{20}$ des accès de fièvres intermittentes qui ont lieu l'été dans les pays chauds,
commencent pendant le jour, et qu'il paraît que
le retour du soleil, et surtout son élévation sur
l'horizon, provoque leur apparition. Si cette assertion est vraie, comme je le garantis, il faut
convenir qu'il est peu de vérités en médecine qui
aient un sens aussi étendu. Pendant les étés de
1826 et 1827, que je passai à Pampelune, chargé
du service de l'hôpital militaire, j'avais fait cette
remarque sans en prévoir toutes les conséquences.

Je la fis encore à Modon, en Morée, pendant l'été de 1829, sans y attacher plus d'importance. Je fus plus attentif l'année suivante, et, depuis le mois de Mai jusqu'au 15 Septembre 1830, quoique j'aie eu, à Modon, occasion d'observer un très grand nombre de fièvres intermittentes, je n'ai vu que deux accès venir en l'absence du soleil, l'un le 9 Septembre, une heure après le coucher du soleil, chez un jeune soldat, et l'autre le lendemain, une heure avant le lever de cet astre, chez une demoiselle (du café italien). Chez ces deux malades, ces accès, que je pourrais appeler irréguliers, furent aussi précédés d'un frisson ; *tous les autres, sans exception,* vinrent pendant le jour, et surtout vers le milieu de la journée.

Rentré en France en Octobre 1830, je dus remarquer si la même particularité se présenterait à l'hôpital de Strasbourg, où je fus placé. Quoique l'été de 1831 fût tellement pluvieux en Alsace, que le beau temps ne commença qu'en Septembre, dès la fin de Juillet il n'y avait dans l'hôpital presque plus d'accès de fièvre qui vinssent la nuit. Sur trente-six fébricitans, trente-quatre avaient leurs accès le jour, et surtout vers le milieu de la journée. En Septembre et Octobre, il y eut, parmi la garnison de Strasbourg, une épidémie de fièvres intermittentes peu dangereuses, quoiqu'elles fussent en grand nombre. En Octobre, l'air étant déjà refroidi dans cette ville, dont les alentours sont marécageux, les accès venaient indistinctement la nuit et le jour, et parurent même venir de préférence la nuit, dans les salles les plus fraîches et les plus humides.

Le 8 Novembre, je partis de Strasbourg pour venir prendre le service des salles militaires de l'hôpital St-Éloi de Montpellier, et j'entrai en fonctions le 21. Il y avait eu, cet été, beaucoup de fébricitans à Montpellier. L'apparition du choléra en Égypte avait fait établir un cordon de troupes le long de la côte méridionale de la France, où se trouvent, comme on sait, beaucoup d'étangs. La plupart des soldats y gagnèrent la fièvre, que plusieurs conservèrent une partie de l'hiver, les moindres fautes de régime et les vicissitudes atmosphériques les fesant facilement rechuter. Pendant l'hiver, les accès venaient à toute heure. Je crus pouvoir prédire qu'il n'en serait pas de même dans la saison des chaleurs; et, en effet, dès le mois de Juillet, quoiqu'il y eût un grand nombre de fébricitans dans l'hôpital, on ne pouvait en trouver un qui eût ses accès la nuit. Chez tous, les accès commençaient le jour, et principalement vers le milieu de la journée. Au moment où j'écris (8 Octobre 1832), quoique la saison soit changée, les pluies ayant commencé depuis huit jours, après une sécheresse de trois mois et demi et de fortes chaleurs, le peu de fièvres intermittentes que nous avons à traiter viennent encore de préférence le jour. Le nombre des accès qui ont lieu la nuit est beaucoup moindre.

Le 8 Novembre, relisant cette copie, je fus curieux de voir comment les choses se passaient sous ce rapport. Les pluies n'avaient été que bien insuffisantes : la sécheresse avait repris et continuait. Le thermomètre de Réaumur descendait, depuis trois à quatre jours, jusqu'à 5 degrés au-dessus de zéro. Ce froid était précoce à Montpellier.

Il n'y avait plus dans mon service que douze fébricitans, dont plusieurs n'avaient même plus leurs accès. Sur ce nombre, huit étaient ou avaient été atteints de fièvre quotidienne, trois de fièvre tierce, et un de fièvre quarte.

Des fièvres quotidiennes,

2 venaient à 1 heure après midi.

2 . . . . à 2.

1 . . . . à 4.

1 . . . . à 5.

2 . . . . . . à 6.

Des fièvres tierces,

1 venait à 9 heures du matin,

1 . . . . . à 11 h.

1 . . . . . à 7 heures du soir.

La fièvre au type quarte venait à une heure après midi.

Ainsi, on se trouve conduit à reconnaître que l'action solaire, dans laquelle se trouvent réunies celles de la lumière, de la chaleur et peut-être de l'électricité, est la cause qui produit le plus de fièvres intermittentes, surtout lorsque, douée d'une certaine intensité, elle succède à des nuits fraîches, comme elles le sont dans les pays de montagnes. On a dit avec raison que le soleil était la source de la vie, qu'il venait chaque jour ranimer la nature,

et que son influence vivifiante se montrait, surtout dans nos latitudes, lorsqu'au printemps ses
rayons moins obliques dardaient des feux plus
pénétrans qui fesaient monter la sève dans les végétaux et fermenter tous les principes reproduc-
teurs. Il n'est pas étonnant, dès-lors, que cette
action puissante et nécessaire, la plus forte de
toutes celles qui agissent sur les êtres vivans, n'ait
des inconvéniens lorsqu'elle est trop intense; et
qu'au lieu de ranimer des organes délicats, comme
le sont ceux de l'homme et le système nerveux
cérébral auquel ils transmettent les impressions,
elle n'y porte le trouble et le désordre. Reconnaître la puissance qui anime lorsqu'elle s'exerce
dans certaines limites, c'est avouer la puissance
qui peut nuire lorsqu'elle les dépasse, ou lorsqu'on s'y expose sans précaution.

C'est en grande partie dans l'atmosphère que
le système nerveux cérébral puise les élémens de
sa force et de son action, qui a, comme on sait,
tant de rapports avec la manière d'agir des appareils électriques. Si, dans certaines conditions,
l'atmosphère est favorable à l'exercice régulier du
système nerveux, il doit en être d'autres où elle lui
devient contraire et nuisible. J'ai déjà dit (page
46) qu'en Espagne et en Morée, j'ai souvent eu
occasion de remarquer, dans certaines gorges de
montagnes ou dans quelques expositions, que l'action du soleil y était insupportable, non-seulement
à cause du degré de chaleur qu'il y développait,
mais encore parce que son action pénétrante avait

quelque chose de nuisible, aussi réel qu'indéfi-
nissable, qu'il faut presqu'avoir éprouvé pour en
avoir une juste idée. On sentait que cette influence
portait à la tête, attaquait la vie, et devait bientôt
amener le trouble dans toutes les fonctions avec
un mal bien réel. J'ai quelquefois prédit à des
personnes qui allaient chasser ou voyager dans ces
temps peu favorables, qu'elles en seraient malades, et trop souvent j'ai vu des fièvres intermittentes, qu'elles auraient pu facilement éviter, mettre
leur vie en danger. J'ai donné des soins à un jeune
homme fort et robuste qui avait eu l'imprudence,
car il n'y avait pas pour lui nécessité, de faire à
cheval, pendant la chaleur, le voyage de Modon
à Coron. Ce trajet n'est que de sept à huit lieues,
et si jamais contrée fut dépourvue d'humidité et
exempte de corruptions marécageuses, c'est bien
celle qu'on parcourt entre ces deux villes. Il eut
une fièvre intermittente tierce très forte, avec
violente céphalalgie, laquelle céphalalgie ne fut
dissipée, par le sulfate de quinine, que lorsque
la fièvre avait déjà cessé depuis quelques jours
par l'usage de ce remède. Les Grecs, entassés, autour de Modon comme ailleurs, dans de petites
cabanes qu'on ne croirait pas d'abord destinées
à recevoir des créatures humaines, ou établis au
faubourg dans des baraques en planches, pour
y faire quelque petit commerce d'objets de con-
sommation, étaient travaillés par la fièvre, eux et
leurs enfans, non pas tant à cause de leur mal-
propreté, que parce que, dans ces abris insuffi-

sans, ils sentaient également la fraîcheur des nuits
et la chaleur brûlante des jours. Des soldats du
génie et de l'artillerie, qui voulurent habiter, pendant l'été, des réduits de ce genre isolés au milieu de jardins où ils cultivaient des plantes po-
tagères, furent pris de fièvres intermittentes graves, pernicieuses même, dont plusieurs moururent rapidement quelque prompts secours qu'on
leur administrât à l'hôpital où on les apportait.
Un homme établi sur la route de Modon à Navarin pour veiller à une fontaine qu'on avait
réparée, était miné par la fièvre qui le mit à deux
doigts du tombeau, quoique sa demeure fût dans
une gorge où l'air était d'ailleurs très salubre.
Un boucher ou un gardien de bestiaux de l'armée,
son commensal, qui ajoutait comme lui aux inconvéniens d'une trop forte insolation ceux des
excès du vin, mourut à l'hôpital d'une fièvre intermittente pernicieuse cérébrale, comme je le
dirai bientôt. Des soldats du train, établis avec
leurs chevaux hors des ruines de Modon, étaient
malades en grand nombre pendant tout l'été,
atteints principalement de fièvres intermittentes, uniquement parce que, dans la maison
isolée qui leur avait été affectée, ils étaient moins
abrités du soleil qu'on ne l'était dans la ville. Des
soldats qui cultivaient le jardin du général (qui
avait été celui d'Ibrahim), y habitaient une maison
un peu moins mal construite que celle de beaucoup de Grecs; ils ne furent pas pour cela exempts
de la fièvre que leur occasionait incontestablement

l'action solaire ; et comme ils redoutaient de venir à l'hôpital, où on leur fesait observer un régime, ils ne déclaraient leur mal que lorsqu'il n'était plus temps d'y remédier ; plusieurs moururent donc de cette affection intermittente devenue plus terrible par leur négligence. Ces accidens furent assez nombreux pour faire défendre sévèrement à tout militaire d'habiter dans des cabanes de ce genre, et l'on renonça aux productions des jardins jusqu'à ce que la saison fût devenue plus favorable, c'est-à-dire moins chaude. Un provençal, caporal dans le 42e et chasseur déterminé, mourut en peu de jours, au mois de Septembre 1829, d'une fièvre intermittente pernicieuse. Je ne puis assez dire combien il était dangereux de méconnaître l'action des rayons solaires dans la production de ces maladies. Deux ou trois fois on est venu m'appeler à midi pour aller au faubourg voir des Grecs atteints de la fièvre intermittente. Je me sentais tellement affecté par le soleil, que je ne doutais pas qu'il m'eût été impossible de sortir plusieurs jours de suite à la même heure sans en devenir sérieusement malade. Un Grec, garçon dans un café construit en planches, où j'allai le visiter, fut emporté en cinq jours par une fièvre intermittente pernicieuse, contre laquelle, ni sa jeunesse, ni sa constitution robuste ne purent le faire résister plus long-temps.

Le dernier été que je passai à Modon, j'étais logé dans une pièce abritée du levant et du midi par les maisons voisines ; mais dès que le soleil tournait, il la chauffait avec force. Je fermais alors la porte et la fenêtre, qui étaient ses seules ouvertures, et quoiqu'elle fût au rez-de-chaussée et qu'il y eût un étage au-dessus, je ne pouvais plus y rester dès trois heures après midi : ma tête se prenait, un malaise inexprimable se développait en moi, mon pouls acquérait de la fréquence. J'ai souvent éprouvé de la sorte que, si j'avais voulu passer la journée chez moi, je serais bientôt tombé malade.

Sur la pointe la plus méridionale de l'Europe, qui se termine par le cap Matapan, placé entre le golfe de Coron et celui de Colokythia, les fièvres intermittentes sont extrêmement communes, quoique cette contrée n'offre que des rochers arides où l'on ne boit que de l'eau de citerne, connue pour n'avoir aucun inconvénient. Là, de temps immémorial, tels villages, placés sur la côte orientale, sont sujets tous les ans à la fièvre intermittente ; tandis que tels autres, sur la côte occidentale, en sont constamment exempts : une différence de situation à la distance d'une centaine de toises, suffit ainsi pour que les Maniates, ou habitans du Magne, restent forts, vigoureux, et aptes à la guerre qu'ils se font constamment entr'eux, ou pour qu'ils mènent une vie languissante.

De toutes parts se présentaient donc en Morée des faits graves pour prouver que, lors même qu'on a passé sa vie dans ce pays, au milieu de toutes les épreuves de l'indigence et des travaux les plus pénibles, on ne peut braver impunément, dans la saison des chaleurs, l'action du soleil qui quelques mois plus tard devient si bienfaisante et si salutaire ; car, dans aucun pays, je n'ai vu une atmosphère aussi favorable aux poitrines délicates que celle de Modon ; nulle part je n'ai vu les affections aiguës et chroniques des poumons en aussi faible proportion, guérir avec autant de facilité, même sous les abris les plus insuffisans.

Ainsi, les fièvres intermittentes, si facilement produites par le soleil dans le midi de l'Europe, paraîtraient un phénomène de température, résultant de l'action de la température de l'atmosphère ou de ses variations, sur la température du corps de l'homme, qui en est troublée quelquefois d'une manière dangereuse, en même temps que l'influence nerveuse, l'innervation, ou la vie (car ces expressions sont à peu près synonymes) se trouve incontestablement attaquée dans son principe par la même cause.

Maintenant sera-t-on étonné de voir des fièvres intermittentes se manifester l'été jusque dans les campagnes les plus riantes de la France, et y revêtir parfois un caractère dangereux ou pernicieux? non sans doute, puisqu'on peut y être exposé au vif stimulant de la chaleur solaire, dont l'intempérance et le défaut de soins hygiéniques peuvent si bien favoriser l'action nuisible. Aussi n'est-il presque pas de hameau où quelques individus n'éprouvent parfois des fièvres intermittentes bien réglées dans leur type, sans qu'on puisse en aceuser les qualités vicieuses de l'air, dont rien n'altère la pureté, l'astre du jour fesant seul tout le mal qu'on impute à des causes diverses.

Qu'il me soit permis de rappeler quelques fragmens d'un ouvrage remarquable, intitulé de *la géographie des fièvres intermittentes*, publié à Eysenach en 1829, par le docteur Schnurrer. Quoique nous ne partagions pas les opinions de l'auteur sur la cause de ces affections, nous y trouverons des faits et des assertions trop dignes de remarque pour ne pas les citer.

« La fièvre intermittente, dit l'auteur, n'est pas confinée aux bords de la mer, aux environs de l'embouchure des grandes rivières, aux contrées où il se dépose du terrain d'alluvion. Ce n'est pas seulement dans les vallées fertiles, où les rivières ont peu de chute, comme dans les Pays-Bas, dans le midi de la Hongrie, en Lombardie, dans toute l'étendue depuis Ostia ou Velletri jusqu'à Terracina, que cette maladie règne endémiquement. On l'observe encore dans les endroits secs, où la végétation est très peu active ; dans le voisinage des bruyères arides, comme à Coréa, en Estramadure ; dans les plaines élevées de la Castille, où la température est sujette à des changemens brusques ; dans les environs secs et arides de Volterra ; dans la *campagna di Roma*, dont les coteaux stériles n'offrent aux regards que quelques arbres conifères ; elle règne à Cypre, où le manque d'eau douce constitue si souvent une calamité publique ; à Georgiewsk, dans le voisinage des bruyères, et

dans les plaines arides d'Ispahan. Dans la plupart
de ces localités, la fièvre est accompagnée d'une
tuméfaction du bas-ventre, en tout analogue à
celle qui reconnaît pour cause les miasmes marécageux. Les autres parties du monde ont, comme
l'Europe, des contrées dans lesquelles la fièvre
intermittente constitue une maladie endémique;
mais ces contrées, loin d'être basses et humides,
sont élevées et n'offrent point de débris végétaux
en décomposition. Ainsi, dans l'Arabie heureuse,
on s'expose à contracter la fièvre à périodes, quand
des plaines basses de Téhama on gagne les hauteurs. Ainsi les habitans de Cocam (non loin de
Punah, dans les Indes orientales) gagnent la fièvre, aussi bien que les européens, en passant les
monts Gauts. A Ceylan, la fièvre ne se montre
nullement le long de la côte, mais dans les parties
intérieures et les plus élevées de l'île. Là et dans
les Indes orientales, surtout sur la côte de Ma-
labar, on attribue la maladie, qu'on appelle *fièvre
des montagnes*, à des émanations minérales et
métalliques ; et, pour en être guéri, on va respirer l'air humide des bords de la mer. Tous les
districts à diamans, principalement ceux de Sum-
bhulpore, sont inhabitables, même pour les indigènes, pendant trois mois de l'année. Dans d'autres
endroits, on accuse les émanations de certains arbres, de certaines forêts. En Arracan, par exemple, on attribue la maladie aux forêts de Theca
(Gattilier). Au haut du Yumna et du Gange,
en avant de la ville de Nahn, qui est à trois mille

pieds au-dessus du niveau de la mer , on regarde
l'eau comme l'unique cause des engorgemens de
la rate , qui surviennent si fréquemment dans
ces contrées. En général, dans les Indes , on a
été amené par l'expérience à se faire, sur l'origine de la fièvre intermittente , des idées tout
opposées à celles que nous professons en Europe.
Quand un corps d'armée était campé sur un point
élevé, bien exposé à l'air, la maladie se manifestait; tandis qu'elle disparaissait lorsqu'on permit
aux troupes de camper dans des lieux bas qui
venaient d'être inondés ; c'est ce que B. Hunter a
observé à Oujein. Cependant des cas semblables
sont aussi arrivés en Europe : en Sicile , par exemple, on rapporte que la moitié des endroits exposés à la fièvre intermittente n'ont pas une situation basse, mais élevée. Même en Angleterre, ce
n'est pas sur la côte sablonneuse de Weymouth,
ni près de l'étang de St-Blasey que l'air est le plus
nuisible, etc. , etc. » (Extrait de la Revue médicale, cahier de Janvier 1830.)

L'auteur qui a si bien fait connaître les lieux
élevés où les fièvres intermittentes se développent
avec facilité, ne parle pas, à ce qu'il paraît, de
ce qu'elles sont, ou de leur nature. Quant à leur
cause , il la fait consister dans des influences tel-
luriques, ou dans des qualités particulières du sol
des lieux où elles se manifestent. Il se serait, je
crois, beaucoup plus rapproché de la vérité, s'il
les eût attribuées à l'influence solaire ; car le sol
varie beaucoup, même d'après cet auteur, dans

les diverses contrées où règne la fièvre intermittente ; tandis que l'influence du soleil est la même,
et n'éprouve que de légères modifications par les
localités.

LE TYPE DE CES FIÈVRES OU LE RETOUR PÉRIODIQUE DES ACCÈS PROUVE ENCORE L'EXISTENCE DE LA CAUSE QUE JE VIENS DE RECONNAITRE.

Ce qui prouve encore la réalité de l'influence
du soleil sur l'apparition des accès de fièvre intermittente, c'est leur retour à des jours déterminés
et à des heures fixes. En effet, qu'est-ce qui mesure les jours et les heures, si ce n'est le soleil,
autrement dit la révolution de la terre sur elle-
même, qui expose successivement les divers points
de sa surface aux rayons de cet astre ? Ainsi, lorsqu'on dit que les accès d'une fièvre intermittente
viennent tous les jours, ou tous les deux jours à
une heure déterminée, le médecin physiologiste
ne pourrait-il pas traduire ces propositions, en disant qu'ils ont lieu lorsque, après une ou deux révo-
lutions de la terre sur elle-même, elle est parvenue
à tel point de sa rotation par rapport au soleil?
Je sais bien que l'heure de l'apparition des accès
fébriles varie et ne demeure pas la même pendant
le cours de chacune de ces maladies; mais ces différences d'un phénomène qui peut être influencé
par tant de causes, ou d'un mal près de finir par
un traitement plus ou moins méthodique, n'empêchent pas la masse des faits d'être positive et
probante. D'ailleurs, si telle fièvre varie avant de

finir et lorsqu'elle n'est plus elle-même, pour ainsi dire, combien n'y en a-t-il pas qui cessent spontanément, ou par l'emploi des remèdes, sans offrir ces différences? et combien n'en voit-on pas encore qui se prolongent pendant un temps fort long, sans varier pour l'heure de leur retour? Lorsqu'on s'occupe de phénomènes vitaux, quoiqu'on reconnaisse qu'ils sont sous la dépendance d'une influence physique, il ne faut pas s'attendre pour cela à les voir offrir un caractère de régularité précise qui n'est pas dans leur essence. Certes, ce sont déjà des faits bien assez étonnans que ces maladies prononcées qui viennent atteindre l'homme avec violence, le quittent au bout de quelques heures, lui laissent un temps de repos absolu ou de santé parfaite, et reviennent le saisir de la même manière lorsqu'un instant auparavant il était dans le doute s'il en serait repris, n'éprouvant en lui-même rien qui lui annonçât le moindre dérangement. Il y a, dans ces alternatives d'une indisposition grave, ou même d'un mal dangereux, et d'une santé réelle si près l'un de l'autre, et qui doivent se succéder si souvent, une espèce de jeu de la nature qui paraîtrait bien étonnant à ceux qui n'auraient pas eu occasion de les voir ou de les connaître dès l'enfance ; et il faut convenir que cette anomalie, en apparence bizarre au milieu des actes de notre économie organique, perd beaucoup de ce qu'elle paraissait avoir de particulier lorsqu'on l'envisage sous les rapports que nous venons d'indiquer. En effet, si cette coïncidence de mouvemens organiques avec notre position diurne, relativement au soleil, est évidente dans certaines saisons, dans d'autres elle peut être presqu'aussi réelle, sans le paraître autant. L'accès devant avoir lieu, une circonstance, incapable elle-même de le produire ou de l'empêcher, peut cependant hâter ou retarder son apparition, sans pour cela faire perdre de vue la grande cause qui s'est offerte à découvert dans d'autres circonstances. Or, la plus puissante, la plus générale que nous ayons pu reconnaître, c'est, disons-nous, l'influence du soleil ; et l'on voit bien, par tout ce qui précède, que l'appareil organique ou le système d'organes sur lequel une action de ce genre peut agir avec le plus d'efficacité, c'est le système nerveux, puisque c'est à l'aide de ce système que nous communiquons avec tout ce qui nous entoure, et surtout avec les agens impondérables, quoique très actifs, tels que sont la lumière, le calorique, l'électricité, qui se trouvent probablement réunis dans les émanations de l'astre en l'absence duquel tout sommeille et dépérit, et dont le retour rend à l'ensemble des êtres la vie et la force. S'il agit sur nous plus encore que sur d'autres espèces, c'est probablement parce que dans la nôtre se trouve plus développé ce système d'organes délicats qui sont le plus sensibles aux impressions de la lumière, le plus capables d'entretenir la chaleur, et qui portent dans toute l'économie des irradiations qui ont tant d'analogie avec celles de l'électricité, sans parler des fonctions intellectuelles qui supposent une si grande perfection de structure.

APPRÉCIATION DES SYMPTÔMES,

Après avoir prouvé que la cause des fièvres intermittentes n'était pas une inflammation de la
membrane muqueuse gastrique, et leur retour ou
leur intermittence leur donnant des rapports avec
les affections nerveuses, presque toutes périodiques, c'est dans une lésion du système nerveux
qu'il faut en chercher la cause; et nous y serons
d'autant plus disposés, que nous avons reconnu
précédemment que le tissu nerveux était, dans
toutes les parties du corps, occupé à dégager ou
à produire la chaleur dans le parenchyme des organes; que la substance nerveuse réunie en masse
ou en appareils, présidait à la calorification, et en
était à peu près le régulateur; et que les symptômes cérébraux, tels que la céphalalgie, le délire
de toutes les formes, la stupeur, les convulsions,
sont souvent dominans dans les fièvres intermittentes, ainsi que les spasmes, le tremblement des
membres et du tronc, les bâillemens, les lipothy-
mies, les vomissemens nerveux, etc.

Les fibres nerveuses auxquelles la sensation du
froid comparatif est nécessaire pour mettre en jeu
la faculté qu'elles ont de produire ou de dégager
la chaleur, n'éprouvant plus cette sensation sous
l'influence d'une chaleur atmosphérique nuisible,
ne remplissent plus cette fonction. On conçoit
même que leur sensibilité exquise, altérée par une
sensation insolite, ne soit plus apte de quelque
temps à produire une chaleur régulière et durable,

à moins qu'on n'emploie les moyens qui peuvent la ramener à son état naturel : et peut-être est-ce un bienfait de notre organisation ou de notre structure, que la formation de la chaleur cesse en nous dès qu'une chaleur trop forte se fait sentir à l'extérieur ou dans l'air qui nous entoure : peut-être que les frissons qui se manifestent bientôt après sont un moyen de lutter contre cet agent extérieur, dont l'action soutenue deviendrait nuisible. La sensation du froid réveillant, disons-nous, la propriété de produire la chaleur, dès que le froid a agi pendant quelque temps, la chaleur recommence à se développer et lui est proportionnelle pour la force ou l'intensité. Pour que nous éprouvions une vive sensation de froid, il n'est pas nécessaire que le système nerveux soit doué de la faculté active de produire la fraîcheur; il suffit que son action calorigène cesse, et surtout que les poumons, moins animés par l'influence cérébrale ou par les nerfs (de la huitième paire), ne résistent plus à l'action réfrigérante de l'air extérieur qui s'introduit au dedans de nous et tend à mettre notre corps en équilibre de température avec l'atmosphère.

On sent bien que la cause capable de produire ces désordres a dû primitivement exciter l'ensemble de l'économie, le cerveau, le système sanguin, la partie supérieure de l'appareil digestif, et donner ainsi lieu à des symptômes de fièvre inflammatoire, de congestion cérébrale, d'irritation de l'estomac, ou de gastrite; mais bientôt ces effets

ordinaires et presqu'inévitables d'une cause générale cessent, se dissipent, et la lésion de la calorification reste, ses retours se liant à l'apparition
de la cause qui l'a produite, de l'influence solaire,
pour se répéter lorsque la réparation de l'excitabilité a rendu le système nerveux presque capable
de reprendre ses fonctions calorigènes, ou de produire la chaleur comme auparavant. Il ne peut
la reprendre tout à coup cette faculté : dès que
la calorification s'est exercée pendant un certain
temps, et s'est rapprochée de l'état naturel, elle
cesse spontanément ou par les moindres causes,
elle s'interrompt, et le frisson recommence si on
n'administre le remède capable de l'empêcher,
bientôt suivi de la réaction, qui est l'effort des
propriétés de la vie contre un froid incommode
ou destructeur. Ainsi cette fonction délicate ne se
raffermit qu'à l'aide du temps, de l'influence d'une
température égale et convenable dans une habitation saine, d'un régime tempérant, des moyens
hygiéniques et médicaux appropriés, et surtout
du changement de saison pour les cas les plus
opiniâtres; car le système nerveux, lésé de cette
manière, est souvent très impressionnable et ne
peut reprendre ses forces ou sa fixité première
qu'au bout d'un temps fort long. Il n'est pas étonnant que, dans les contrées et dans les saisons
où l'influence solaire est moins intense et moins
marquée, le retour des accès des fièvres intermittentes se lie moins à l'apparition du soleil au-dessus
de l'horizon, et qu'ils soient plus dispersés dans les
vingt-quatre heures du mouvement diurne.

BIBLIOTHÈQUE ROYALE

Peut-être un jour sera-t-on capable de préciser davantage comment un organe, ou un ensemble d'organes lésés, peuvent assez réagir sur le système nerveux pour donner lieu à la fièvre intermittente; tandis qu'il est des affections fort graves de l'abdomen, de la poitrine et même du cerveau, qui n'entraînent pas de réaction générale, et surtout de réaction périodique. Mais en attendant ces progrès désirables, et même pour les hâter, il faut avancer vers les idées que l'induction établit.

Peut-être aussi sentira-t-on plus tard que eette manière d'affecter le système nerveux cérébral dans presque tous ses points à la fois, comme le fait l'air qui nous entoure ou la chaleur atmosphérique, est capable de le jeter dans un trouble d'une nature particulière, et que des affections locales primitives sont hors d'état de produire.

Maintenant, laissant de côté plusieurs particularités des fièvres intermittentes, dont il serait difficile de donner une explication satisfaisante, telles que sont la formation de la sueur, la plus ou moins longue durée du calme qui succède aux accès, ou des intermissions, les divers types de ces fièvres et ce qu'indique leur passage d'un typé à un autre, etc., j'en viens à l'examen d'un phénomène fort ordinaire dans ces maladies, et dès-lors important à connaître : je veux parler de *l'engorgement de la rate.*

La plupart des personnes qui ont eu long-temps des fièvres intermittentes, ont la rate plus ou moins engorgée ou volumineuse. Cette lésion or-

ganique était trop apparente pour qu'on ne cher-
chât pas à en connaître les causes, et l'explication
qu'on en donne semble devoir satisfaire. Pendant
le frisson des accès de fièvre , le sang refluant de
la périphérie du corps vers son intérieur , comme
l'annonce la pâleur du système cutané , surtout
aux extrémités diminuées de volume, ce liquide
se porte dans le tissu des organes plus susceptibles de l'admettre. Leur texture différente ne permet pas également à tous de le recevoir : le tissu
du foie , assez dur et privé d'extensibilité, résiste
à son abord. Les poumons , quoique très vasculaires, ne peuvent en être remplis que jusqu'à un
certain point, sans que leurs fonctions en souffrent, et la colonne d'air qui s'introduit dans ces
organes pendant l'inspiration, peut bien exercer
une pression suffisante pour équivaloir à celle des
parois thoraciques et du diaphragme pendant l'ex-
piration , et y rendre difficile , sinon impossible,
l'abord des liquides superflus ou nuisibles par
leur quantité. Reste donc le parenchyme extensible de la rate, dans lequel le sang peut affluer
en quantité considérable sans danger pour la vie ,
car les fonctions de cet organe sont obscures , et
l'expérience prouve que son engorgement sanguin
peut à peine être regardé comme morbifique. A
mesure que les accès de fièvre se répètent, la
force de résistance de son tissu diminue, son dé-
gorgement est toujours moins complet dans les
intermissions , son volume augmente , et, inaper-
cevable dans l'état de santé à la main qui explore,

l'hypocondre gauche, il devient alors tellement remarquable, qu'on le sent distinctement s'avancer vers l'épigastre et descendre vers le flanc gauche ou le milieu de l'abdomen.

Beaucoup de fièvres intermittentes s'arrêtent spontanément, ou sont arrêtées par des moyens convenables, avant d'avoir produit cet effet. Mais lorsqu'il existe, il s'opère un changement remarquable dans l'individu. J'ai observé que presque toutes les personnes qui avaient la rate engorgée à la suite des fièvres intermittentes, étaient très sensibles au froid : la moindre cause, la moindre influence extérieure leur donnait des frissons, et ces frissons sont souvent ceux de la fièvre, très sujette à reparaître dans ces circonstances. Lorsqu'un malade qui a eu long-temps la fièvre intermittente rentre à l'hôpital et me dit éprouver les alternatives de température dont je viens de parler, je porte la main sur la région de la rate, et je trouve presque toujours cet organe plus volumineux que dans l'état naturel, ou sensiblement engorgé. Il est évident pour moi que la calorification languit ou ne se fait qu'imparfaitement chez les personnes qui ont la rate engorgée ; on serait donc autorisé à dire que l'intégrité ou l'état physiologique de ce viscère est nécessaire à la formation de la chaleur animale.

Si l'on voulait se laisser aller à trouver un but conservateur de la part de la nature jusque dans la production de certains phénomènes pathologiques, on dirait que, dans les pays chauds, cette série d'accès de fièvre médiocres ou ordinaires qui reviennent pendant plusieurs jours et pendant des semaines, seraient un travail nécessaire pour modifier notre constitution, l'affaiblir, la rendre moins capable de produire de la chaleur, altérer l'appareil digestif et l'appareil sanguin ou circulatoire qui fournissent les matériaux ou les conditions de la calorification, émousser ou débiliter le système nerveux, surtout celui de la vie animale, que nous avons reconnu un des principaux agens de la production de la température qui nous est propre, et qui est quelquefois trop susceptible de s'exalter dans les pays chauds. Ce serait dans ces vues que ces accès nous forceraient à rechercher un abri ou une habitation convenables, et à renoncer à l'usage des stimulans, dont il faut se priver pendant long-temps pour consolider la guérison de ces maladies.

Outre ces changemens notables produits par les fièvres d'accès, l'engorgement de la rate serait encore un moyen employé par la nature pour parvenir au même but : car il est cause que les digestions languissent, que l'hématose est viciée, comme l'annonce souvent le teint jaune et terreux de ceux qui ont le viscère splénique malade ; enfin, toute la constitution semble changée jusque dans sa structure intime, et on peut croire que c'est pour lui donner le temps, surtout au système nerveux, de s'accoutumer à des stimulans ou à un climat dont l'action vive a été d'abord dangereuse. En effet, on voit beaucoup de per-

sonnes s'habituer tellement à l'influence des marais eux-mêmes , si redoutable pour produire
des fièvres intermittentes, qu'elles vivent, d'une
manière languissante, il est vrai , mais pendant
une grande partie de leur existence dans leur voisinage, lorsque des individus plus robustes succomberaient peut-être en y arrivant.

Ces réflexions me conduisent à dire aussi que
la rate, parenchyme extensible, semble être placée en réserve au dedans de nous pour recevoir
sans danger le trop de sang qui devait y aborder par les diverses oscillations de température,
d'action et de repos , de calme et d'irritation
physique et morale auxquelles nous devions être
sujets. On peut ajouter que pour que cet organe, utile lors même que les mouvemens dont
je viens de parler sont peu marqués, le fût encore chaque jour, il a été placé auprès d'un autre
où s'opère le travail de la digestion, qui, ayant
pour but la transmutation des substances nutritives en celle qui doit réparer nos pertes, exigeait
une certaine chaleur. La digestion a été comparée
à une coction par Hippocrate ; et comme elle est
souvent accompagnée d'un sentiment de frisson
à la surface du corps, il serait possible que dans
ce moment le sang se portât davantage vers la
rate , dont le voisinage ajouterait à la chaleur de
l'estomac et à l'influence vitale de cet organe, qui
doit être très forte sur les substances alimentaires,
pour leur imprimer un changement profond. On
concevrait aussi comment un état maladif de la

rate pourrait s'opposer à la perfection des digestions d'une manière particulière, en même temps que ce viscère malade fait languir la calorification et la sensibilité générales.

DU TRAITEMENT
DES FIÈVRES INTERMITTENTES.

CONSIDÉRATIONS GÉNÉRALES.

Lorsqu'on parle de maladies aussi fréquentes que le sont les fièvres intermittentes, on peut être bref sans craindre d'être obscur, puisque chacun peut vérifier les opinions émises et suppléer au défaut de détails. Pour jeter quelque jour sur ce sujet important, il fallait observer des masses de faits, afin de pouvoir saisir ce qui est fondamental dans ce genre de maladie et en distinguer les circonstances moins essentielles. Or, nulle part on ne saurait être mieux placé pour ce genre d'observation, que dans les hôpitaux militaires, où sont réunis des hommes à peu près du même âge, soumis au même régime et aux mêmes influences dans des climats divers. Les militaires sont souvent pris de fièvres intermittentes : sans méconnaître les autres causes, on pourrait dire que c'est peut-être parce que le système nerveux jouissant d'une grande activité dans la jeunesse, la chaleur animale est plus près de s'exalter, et qu'à cette époque de la vie, où le sommeil est si nécessaire, les militaires en sont souvent privés et supportent, la nuit et le jour, plus de vicissitudes atmosphériques que les autres classes de la société. Chez eux ces maladies sont souvent légères et peuvent offrir le type de la fièvre simple dès le début, et à plus forte raison dans ses retours. Aussi puis-je affirmer moins difficilement que d'autres en traitant ce sujet encore obscur. J'ai exposé ce qu'est la fièvre intermittente dans le plus grand nombre des cas : c'est une maladie accompagnée, dans son principe et dans la saison des chaleurs, de symptômes plus ou moins inflammatoires, qu'elle dépouille bientôt, pour n'offrir plus que des symptômes nerveux qui sont les seuls qu'on ait à combattre après les premiers jours. Ces assertions sont aussi incontestables que les plus solides vérités médicales. Presque jamais on n'a besoin, chez les malades dont je parle, de remédier à des embarras d'estomac ou des intestins, qui n'existent pas : la céphalalgie, habituelle dès l'origine du mal, à la suite de ses accès, et qui persiste quelquefois après leur guérison, n'est rien moins que symptomatique d'une affection de l'estomac, comme on le croyait il n'y a pas long-temps encore. Si la fièvre intermittente consiste dans une affection du système nerveux cérébral, qu'y a-t-il d'étonnant que la tête, qui est remplie de matière nerveuse cérébrale, soit doulou-reuse ? on devrait être bien plus surpris qu'elle ne le fût pas.

Je ne prétends pas pour cela dire que la fièvre intermittente soit toujours isolée de toute espèce de maladies locales réputées jusqu'à présent comme pouvant et devant la produire : j'ai voulu seulement faire remarquer et admettre que la fièvre intermittente est une maladie qui existe par elle-même ; que, lorsqu'on a à la traiter, ce qu'on ne tente guère qu'après les premiers accès, on n'a affaire ordinairement qu'à une affection nerveuse, et qu'employer des moyens qui ne seraient pas dictés par cette idée, serait souvent au moins inutile. Mais j'ai fait pressentir que cette affection nerveuse pouvait aussi être produite par des maladies locales. Au commencement de la phthisie pulmonaire, ai-je dit, et même dans la dernière période de cette affection, la fièvre qui en est le symptôme prend souvent tous les caractères d'une fièvre intermittente, quotidienne ou tierce : l'accès commence par un frisson, suivi de chaleur, que la sueur termine ou qui disparaît sans sueur, laissant le malade dans un calme plus ou moins parfait. J'ai vu ces accès quotidiens, qui ont ordinairement lieu le soir, venir au milieu de la journée, même dans les jours les plus courts de l'hiver, et fixer tellement l'attention des assistans, qu'on ne se fût occupé que de la fièvre, si l'observateur attentif n'eût reconnu qu'elle tenait à une cause profonde et opiniâtre. En pareil cas, il est évident que l'affection tuberculeuse ou inflammatoire qui se développe ou existe déjà dans les poumons, agit sur le système nerveux, le trouble dans ses fonctions, et altère la formation de la chaleur à laquelle il préside. Ici une cause permanente produit un effet intermittent, qu'il ne faut pas s'obstiner à détruire par les moyens ordinaires s'il résiste à l'essai qu'on peut faire de leur emploi, moins sujet à inconvéniens depuis la découverte du sulfate de quinine. Cette intermittence d'effet d'une cause continue, si elle n'était comprise par ce qui précède, le serait facilement des praticiens habitués à voir des phénomènes analogues, surtout dans les maladies de longue durée. La pneumonie chronique, qui tient de si près à l'affection dont je viens de parler, produit souvent des accès de fièvre intermittente qui la feraient méconnaître, si on n'observait en même temps qu'il y a de la toux avec son mat d'un ou des deux côtés de la poitrine, et obscurité ou absence du bruit respiratoire. Je ne parle ni de la douleur ni de la difficulté de respirer ; on sait que les malades n'éprouvent souvent ni l'un ni l'autre de ces symptômes, ce qui a long-temps empêché de reconnaître le vrai caractère de ces affections. Je dois dire n'avoir vu nulle part la fièvre intermittente accompagner aussi souvent les indurations et les engorgemens chroniques des poumons, qu'à Paris dans la saison de l'hiver, qui est, comme on sait, froid et humide à un degré très-prononcé. Je viens de rappeler, dans un des chapitres précédens, que l'engorgement de la rate, lorsqu'il est considérable, peut entretenir les accès de fièvre intermittente avec une telle facilité, que les malades ont souvent de la peine à s'en débarrasser, tant il faut alors de constance dans le régime et de prudence dans l'emploi des remèdes.

Si ce qu'on appelait autrefois un embarras gastrique ou un état saburral de l'estomac (qui n'est
qu'une gastrite légère avec abondance de la sécrétion muqueuse) venait à se manifester, ne pourrait-il pas donner lieu à la fièvre intermittente ?
On s'attend bien qu'à une pareille question ma
réponse est affirmative. Mais je ferai observer que
ce cas est tellement rare parmi les jeunes sujets,
comme sont généralement les militaires, que je
puis affirmer avec vérité ne l'avoir pas rencontré
depuis des années. Il faudrait faire attention, en
l'observant, s'il avait lieu l'été, comme on le suppose, que le système nerveux pourrait avoir été
affecté par la chaleur de la saison et disposé à la
fièvre, dont l'affection de l'estomac ne serait
qu'une cause de plus ou la cause déterminante.
Qu'une gastrite passée à l'état chronique puisse,
chez un sujet débilité, donner lieu, dans la saison
des chaleurs, à des accès intermittens d'une fièvre symptomatique, personne ne le contestera,
je pense ; mais dire que la fièvre intermittente est
le symptôme d'une gastrite aiguë et d'une certaine
intensité, ou d'une gastrite elle-même intermittente et périodique, quotidienne, tierce, quarte,
là serait l'erreur ; là l'opinion serait contraire aux
faits, et dangereuse, puisqu'elle s'attacherait à
combattre et à détruire ce qui n'existe pas. On a
prétendu que la répétition des accès de fièvre intermittente pouvait donner lieu à des irritations
de poitrine et à des gastrites, en fesant refluer le
sang de l'extérieur à l'intérieur (Broussais). Cette

explication n'est pas très d'accord avec l'expérience; tout au plus pourrait-on dire que des accès de fièvre intermittente, survenant à des inflammations chroniques de ce genre, peuvent les exaspérer, s'ils n'étaient pas eux-mêmes symptômes de cette exaspération; et je ferai observer que, dans ce dernier cas, la fièvre symptomatique est ordinairement moins bien caractérisée que lorsqu'elle est intermittente essentielle. Les embarras intestinaux, capables de donner lieu à la fièvre intermittente, sont aussi rares chez les sujets âgés de moins de trente ans, que les embarras gastriques qu'on pourrait accuser de produire un pareil effet; aussi les purgatifs ne sont-ils pas plus utiles que les vomitifs pour obtenir la guérison. Il s'est souvent passé des années sans que je donnasse ni l'un ni l'autre de ces remèdes contre un pareil mal, dont j'obtenais cependant la terminaison avec une remarquable facilité.

La dyssenterie est souvent unie à la fièvre intermittente, celle-ci existant dès le principe ou venant se joindre au flux de sang. On cessera d'en être étonné si l'on songe que les causes les plus capables de produire la dyssenterie, c'est-à-dire les vicissitudes du chaud et du froid, plus marquées vers la fin de l'été où les journées continuent à être très chaudes, tandis que les nuits deviennent très fraîches, sont aussi celles qui donnent ordinairement lieu à la fièvre intermittente. Il peut donc y avoir coïncidence de ces deux affections, comme aussi la dyssenterie peut être, chez un individu, une cause de plus ajoutée à celles qui ont été près de produire en lui la fièvre intermittente dont la dyssenterie a décidé l'apparition. Aussi, dans les cas de coexistence de ces deux maladies, si les accès de fièvre sont très prononcés, y a-t-il de l'avantage à les arrêter par l'emploi du sulfate de quinine donné avec les précautions nécessaires, comme je l'ai fait plusieurs fois; la dyssenterie parcourt ensuite ses périodes sans que les forces générales en soient autant diminuées. Si la fièvre intermittente et la dyssenterie sont souvent réunies chez le même sujet, à plus forte raison les voit-on exister simultanément chez des sujets différens, à cause de l'analogie qu'il y a entre les causes capables de produire l'une et l'autre, quoiqu'il soit bien démontré que la dyssenterie puisse être intense et le flux de sang primitif et soutenu sans aucune fièvre. Ainsi, soit dit en passant, la fièvre intermittente peut se manifester et devenir épidémique parmi des troupes qui bivouaquent, par exemple, sans que le pays où elle se développe offre rien de marécageux, comme la dyssenterie peut naître dans les mêmes circonstances, quoique la nourriture du soldat soit tout ce qu'elle doit être. Ces réflexions peuvent aider à comprendre pourquoi ces deux affections ont fait des ravages remarquables parmi les troupes françaises, dans les premiers temps des expéditions de Morée et d'Alger.

Si l'on parcourt l'ouvrage de Giannini, sur les fièvres, et celui du professeur Lallemand, sur les

rétrécissemens de l'urètre, on voit, comme je l'ai
déjà dit dans l'introduction, que l'irritation du
canal de l'urètre par des sondes ou bougies qu'on
voulait introduire, ou l'emploi du caustique, ont
suffi pour donner lieu à la fièvre intermittente
chez des sujets qui n'offraient aucune apparence
de disposition à cette maladie. Ces faits peuvent
devenir très difficiles à expliquer pour ceux qui
pensent que les fièvres intermittentes sont toujours le symptôme d'une inflammation de l'estomac, et que la fièvre, quelle qu'elle soit, ne peut
se développer en nous sans que la surface interne
de ce viscère et de l'intestin grêle soit enflammée.
Assurément l'irritation ou la blessure de l'intérieur
de l'urètre, qui occasione sur le champ le frisson
d'un accès fébrile, ne paraît guère avoir pu agir
sur l'intérieur des voies digestives avant de produire un tel effet ; et il n'y a pas d'apparence
qu'une cause mécanique aussi distincte les affecte
davantage, pour donner lieu aux accès suivans.
D'après les idées que nous avions émises, nous
dirions, pour en rendre raison, que l'irritation de
l'urètre et la douleur qui en est résultée ont agi
fortement sur le système nerveux ; que celui-ci en
a été troublé dans ses fonctions comme par les
causes dont nous avons déjà parlé ; et que, comme
il préside à la calorification, son trouble a été
annoncé par des altérations périodiques de la chaleur animale, qui n'offrent dès-lors plus rien d'étonnant, ni dans leur type, ni dans leur retour plus
ou moins opiniâtre ou soutenu. Un malade, cité

par le professeur Lallemand, eut quatorze accès du type quotidien. L'inflammation artificielle de l'urètre qui l'avait produite était tellement passée au bout de ce temps, que ce professeur crut devoir employer le sulfate de quinine, qui fit cesser la fièvre en cinq jours (2me partie, obs. V).

Un autre (observation IX) eut habituellement des accès de fièvre intermittente tierce, rarement du type quotidien, pendant plusieurs années, sans qu'on en reconnût la véritable cause. Ils dé-pendaient d'une ischurie produite elle-même par un rétrécissement de l'urètre.

Mais il est temps de parler plus expressément du traitement que ces réflexions doivent éclairer et rendre plus certain si elles sont fondées. On sent bien que je ne dois m'en occuper que pour exposer de quelle manière je l'envisage d'après ce qui vient d'être dit; et comme les fièvres intermittentes que j'ai eu occasion de traiter jusqu'à présent, s'étaient, pour la plupart, développées sans qu'on pût en accuser l'influence des marais, je parlerai d'abord du traitement de ces affections dans leur état de simplicité, ou avant de m'occuper de cette cause puissante de leur apparition.

DU TRAITEMENT DES FIÈVRES INTERMITTENTES PRODUITES PAR L'INFLUENCE DES CAUSES GÉNÉRALES.

Traitement préservatif, hygiénique. Il résulte de ce qui précède, que, dans un air pur et en suivant les règles de la tempérance, le meilleur moyen de se préserver des fièvres intermittentes, c'est d'éviter l'action du soleil lorsqu'il devient trop chaud, et les vicissitudes atmosphériques. Vivre, autant que possible, dans une température douce et égale, est une condition de santé que n'observent pas assez les personnes qui vont des pays tempérés habiter les pays chauds; aussi expient-elles souvent, par de graves maladies, cette infraction à la première règle tracée par l'expérience. Il est inutile de dire que des alimens et des boissons capables d'exciter agissent dans le même sens que la chaleur, puisque leur ingestion la fait développer en nous.

Traitement curatif. Le frisson de la fièvre n'étant à nos yeux que la suspension de la formation de la chaleur, j'ai pensé quelquefois que si, lorsqu'il va se développer, on plaçait le malade dans une pièce susceptible d'être chauffée à 3o degrés, ce qui est la température naturelle de notre corps, les accès en seraient de beaucoup diminués, et que l'action de l'air chaud introduit au dedans de nous par la respiration, en même temps qu'il serait appliqué à la surface cutanée, pourrait devenir fébrifuge comme d'autres remèdes. On sent bien qu'il faudrait avoir soin de ne procéder que par gradations dans le développement de la chaleur, et qu'on devrait être bien attentif à en modérer l'action à mesure que le froid se ferait moins sentir, pour rendre graduellement le malade à l'air libre ou dépourvu de chaleur artificielle. Avant qu'on sût rendre les préparations de quinquina faciles à prendre pour les enfans et les personnes délicates, cet expédient, dont il se-

rait rationnel de tenter encore l'essai, aurait pu devenir très important à connaître ; et si l'on répu-
gnait à prolonger l'emploi des fébrifuges ordinaires
dans des contrées où les fièvres sont endémiques,
peut-être aurait-on à se louer d'établir une étuve
de ce genre dans les grands hôpitaux , dût ce
moyen n'être considéré que comme auxiliaire des
médicamens internes. On ne saurait croire, soit
dit par anticipation, qu'il fût inutile dans les fièvres algides, par exemple ; l'opiniâtre durée du
froid qui gagne de l'extrémité des membres vers
le tronc, fait sentir combien il pourrait être avantageux d'avoir ce moyen de plus à lui opposer.
Combattre les symptômes inflammatoires qui peuvent exister dès le principe, s'ils sont assez prononcés , ou attendre qu'ils soient diminués avec
les forces et par l'abstinence, en laissant passer
deux ou trois accès, s'ils sont moins remarquables et que les accès n'aient aucun danger, c'est
préparer les succès des fébrifuges ou du sulfate de
quinine qui les représente tous par la certitude
de son action. La fièvre intermittente se trouve
alors réduite à une affection nerveuse simple ; les
remèdes antipériodiques, auxquels il est bon quelquefois d'associer le laudanum ou d'autres préparations opiacées, doivent donc avoir un résultat
beaucoup plus sûr et plus prompt. Ce n'est pas
qu'il faille chercher à arrêter promptement, et
pour ainsi dire du premier coup, les accès de
fièvre, surtout s'ils ne présentent rien d'alarmant.
Nous avons dit que les fièvres intermittentes avaient

leur siége principal dans le système nerveux cé-
rébro-spinal ; or, on ne peut croire que cet appareil délicat, une fois dérangé, soit susceptible
d'être rétabli instantanément dans son état naturel. Il est probable que, comme tous les autres
organes, lorsqu'il a été éloigné du type de la santé,
il y revient avec une certaine lenteur, et que les
guérisons qui s'opèrent ainsi sont généralement
plus durables ou plus solides que celles qui ont
lieu promptement. Cinq à six grains de sulfate
de quinine avec le double de gouttes de laudanum, donnés avant l'accès à un homme placé
d'ailleurs dans les circonstances favorables, et auquel on a fait prendre l'infusion ou la décoction
de quinquina pour boisson, sont une dose assez
forte de ce sel, dans la saison des chaleurs, pour
que l'accès en soit bientôt empêché dans ses retours. A plus forte dose, il pourrait sur-exciter,
concourir à produire du délire, ne pas réussir,
nuire même ; et alors il faudrait ou y renoncer,
ou en diminuer la dose, ce qui est bien plus dé-
savantageux que de commencer par cette faible
quantité, sauf à l'augmenter bientôt. Dans la saison froide ou dans des temps plus humides, les
mêmes inconvéniens ne sont pas autant à redouter, et l'on peut agir avec moins d'appréhension,
portant la dose de ce sel à 8, 10, 12 grains avant
chaque accès.

S'il est quelque chose d'étonnant et de positif
en médecine, c'est bien l'action du quinquina
contre les fièvres intermittentes, action dont nous

sommes loin de vouloir pénétrer le mystère. Mais s'il est facile d'arrêter le mal, il ne l'est pas autant de prévenir les rechutes, qui font si sou-vent le tourment des malades et des médecins. On perd patience en voyant récidiver une fièvre intermittente, parce qu'on n'est pas assez con-vaincu que les rechutes en font pour ainsi dire partie, ou sont jusqu'à un certain point dans sa nature. Dans la première atteinte, les accès re-viennent parce que, pendant le repos ou l'inter-mission, l'excitabilité s'était réparée, et que la cause ou l'influence qui détermine leur retour, trouve l'excitabilité encore sensible à son action. Mais lorsque, par un certain nombre d'accès, l'économie a été affaiblie, le système nerveux dé-bilité (plus que les autres peut-être) reste moins sensible à la même cause, qui passe sans pro-duire d'effet sur lui. Alors, pour nous servir d'une expression vulgaire, *on a bon marché* des accès de fièvre intermittente qui se trouvent manquer de l'élément qui d'abord existait en nous. Toutefois, l'excitabilité se réparant en leur absence, au bout de quelques semaines ou même de quelques mois de santé ou de convalescence, les forces se rap-prochent de ce qu'elles étaient à l'époque où le mal commença la première fois ; il est fort à crain-dre que ce qui arriva alors ne se renouvelle, et plus facilement, ne fût-ce que par la force de l'ha-bitude, qui suppose, dans le cas dont nous par-lons, un défaut de fixité ou de résistance du sys-tème nerveux contre les impressions qui tendent à l'émouvoir. La fièvre peut donc revenir avec plus de facilité qu'elle n'apparut la première fois, ou pour de moindres causes. Aussi, parvenus à cet état satisfaisant, les convalescens doivent-ils redoubler de prudence pour ne pas retomber dans les mêmes oscillations de froid et de chaud, de faiblesse et d'excitation, séparées par des intervalles d'un calme peu durable. Toutes les précautions d'hygiène doivent être prises avec persévérance, et les règles de la tempérance observées avec soin, car un aliment, un fruit, une impression morale, un courant d'air, peuvent déranger de nouveau une constitution qui n'a pas encore recouvré son équilibre naturel, l'influx nerveux ou les irradiations du système nerveux cérébral n'ayant repris ni leur direction ni leur intensité. C'est surtout lorsque la rate demeure engorgée que les rechutes sont à craindre. Dans ce cas, l'abstinence du vin et des alcooliques est encore plus indispensable, ainsi qu'un régime bien réglé.

Les approches de l'hiver doivent faire sentir davantage aux fébricitans la nécessité de se conformer à des préceptes si faciles à suivre; car on sait que les fièvres qu'on ne guérit pas en automne deviennent ensuite bien opiniâtres si elles ne sont plus intenses. La continuation de cette maladie pendant une saison tout-à-fait différente de celle qu'on reconnaît pour la plus capable de la produire, offrirait une espèce de contradiction difficile à comprendre, si on ne voulait adopter notre manière de l'envisager. Car, enfin, si la chaleur dérange les voies digestives et produit l'embarras gastrique, la diathèse bilieuse et des fièvres intermittentes qui méritent les mêmes épithètes, selon quelques personnes, il semble que le froid devrait les rétablir en corrigeant ces inconvéniens de la saison chaude et sèche, et faire cesser les fièvres intermittentes qu'on disait en dépendre. Bien loin de là : la chaleur fait naître les fièvres intermittentes, et l'on dit que, plus tard, le froid peut les entretenir. Étrange suite d'action que celle qui résulte des extrêmes opposés lorsqu'ils sembleraient devoir se neutraliser ! Ainsi les anciennes opinions ne donnent aucune raison satisfaisante de la persistance des fièvres intermittentes pendant la saison rigoureuse de l'année, lorsqu'elles n'ont pu être guéries à son approche. L'expérience n'a presque prouvé que l'impuissance de l'art, en fesant reconnaître l'inutilité des remèdes contrariés par l'influence de la saison. Ces fièvres opiniâtres sont, dit-on, des *manteaux d'hiver* qu'on ne peut dépouiller qu'au printemps.

Cette idée, capable d'empêcher du moins des tentatives inutiles, prouve que l'action de l'air est reconnue toute-puissante pour entretenir ces affections. Or, la sensation du froid extérieur qui affecte chaque jour le système nerveux déjà troublé dans ses fonctions, semble devoir suffire pour l'empêcher de se rétablir dans son état naturel, et amener fréquemment le froid de la fièvre plus intense sous cette double cause. Peut-être même n'y a-t-il pas l'hiver, dans l'atmosphère, un élément nécessaire au rétablissement du système nerveux débilité, affaibli ou dérangé de cette manière : cet élément, ce serait l'électricité, compagne ordinaire de la chaleur, et qui peut bien être aussi nécessaire au rétablissement et à l'entretien de la substance nerveuse dans son état normal, que l'oxigène l'est au sang, et la lumière aux plantes et au tissu cellulaire des animaux. Quoi qu'il en soit, la difficulté de guérir les fièvres intermittentes pendant l'hiver devient une nouvelle preuve en faveur de l'opinion qui porte à les regarder comme des altérations périodiques de la calorification. Si c'est la calorification troublée qui les constitue, il n'y a rien d'étonnant que la saison où la calorification a le plus besoin de s'exercer et d'être intense pour triompher d'un froid extérieur plus fort, soit défavorable au rétablissement de l'appareil nerveux lésé plus ou moins profondément sous ce rapport. Le printemps y apporte le meilleur remède, sauf à voir la constitution, rétablie par son influence, redevenir par là sujette à être affectée de nouveau par une trop forte chaleur, *ardente Sirio*.

FIÈVRES INTERMITTENTES PRODUITES PAR L'INFLUENCE OU LE VOISINAGE DES MARAIS.

C'est à dessein que j'ai différé jusqu'à présent à parler des fièvres intermittentes produites par le voisinage des marais dans la saison des chaleurs. J'ai voulu prouver que ces maladies pouvaient être très nombreuses, et j'ajoute qu'elles sont quelquefois d'un caractère fort grave dans des contrées où l'on ne peut trouver rien qui ressemble à des terrains marécageux. C'était une manière de simplifier la question, de faire voir que, loin d'exiger toujours une cause spécifique, ces affections se développent en grand nombre sous l'influence des causes générales, telles que sont la chaleur atmosphérique et l'abus des vins les plus généreux, les plus naturels. Quoique j'aie eu à traiter un grand nombre de fièvres intermittentes dans divers climats, je n'ai presque point eu jusqu'à présent occasion d'en observer qui fussent produites par les effluves ou les miasmes marécageux : mais ce que je viens de dire de l'action des deux autres causes semble très propre à faire apprécier la nature de celle-là. Pour juger sa manière d'agir, il n'y a plus, en effet, que des applications à faire. Par exemple, il paraît naturel d'admettre que l'atmosphère des marais contient, avec une certaine humidité, des gaz provenant de la décomposition des matières végétales et animales, qui, introduits en nous par la respiration, ou avalés avec les alimens et la salive, affectent l'estomac ou le cerveau, ou influencent toute notre constitution en circulant avec nos humeurs : que la chaleur animale en étant exaltée, ou certains organes dérangés, le système nerveux se trouble aussi dans ses fonctions, la calorification s'altère, le froid en résulte, et ce froid devient périodique et peut être en rapport avec la cause capable de ramener l'exaltation de la chaleur, c'est-à-dire l'influence solaire. Ces fièvres doivent être intenses, opiniâtres, si on continue à respirer le même air, et très sujettes à récidiver. On conçoit que le changement de saison ou de climat soit encore plus nécessaire pour guérir celles-ci que les autres, puisque la cause se répand dans l'air et s'introduit en nous tant que le soleil a une certaine force. Ne connaissant point d'autre différence réelle et importante à noter entre ces fièvres intermittentes et celles qui ont donné lieu à ces réflexions, je me contente de faire ce rapprochement, laissant à d'autres à le pousser plus loin, ou à le détruire.

C'est ordinairement dans les contrées marécageuses que se voient les fièvres intermittentes et rémittentes pernicieuses ; car là se trouve une cause puissante de ces affections, qui, loin d'exclure les autres, les suppose presque. En effet, le voisinage des marais, souvent dépourvu d'ombrages et exposé aux rayons du soleil, dont la réflexion de la surface des eaux augmente l'ardeur, n'est guère habité que par des pauvres, obligés de travailler péniblement pour gagner leur vie, logés dans des habitations malsaines, également insuffisantes pour les garantir de la chaleur des jours et de la fraîcheur des nuits, mal nourris, abreuvés de mauvaise eau, et quelquefois sujets à faire des excès de vin ou de liqueurs alcooliques pour compenser les privations de chaque jour. Ces populations, qui ne pourraient vivre exemptes de fièvres qu'à force de soins dans ces contrées insalubres, ne peuvent en prendre aucun de leur santé, et subissent l'influence quelquefois funeste de cet ensemble de causes. On conçoit facilement que les fièvres intermittentes, généralement peu dangereuses lorsqu'elles se montrent dans des pays dont l'air est pur, dont le climat est favorable, revêtent un caractère de gravité lorsqu'elles règnent auprès des eaux douces, stagnantes et corrompues ; car la nature de ces eaux paraît influer beaucoup sur les effets de leurs exhalaisons. Aux bords de la Méditerranée, où il n'y a ni flux ni reflux qui puissent mettre à nu la vase des côtes ou des ports, l'eau de mer peut s'introduire dans des anses très reculées et peu profondes sans nuire à la santé des habitans du voisinage ; mais si l'eau douce vient se mêler à l'eau de mer, comme dans les étangs qui bordent la côte du Languedoc, et surtout aux environs de Montpellier, alors les exhalaisons peuvent en devenir nuisibles et dangereuses. Nous avons vu un exemple remarquable du peu de danger qu'offre, sous ce rapport, le voisinage des eaux de la mer lorsqu'elles sont exemptes de ce mélange : la ville de Missolonghi, célèbre par sa résistance contre les Turcs, est bâtie au fond de lagunes où les moindres barques et les esquifs les plus légers touchent à chaque instant. Elle est placée sur un sol si peu élevé au-dessus du niveau de la mer, que le vent en pousse les eaux jusque dans les rues voisines. Pouvait-on, pendant la guerre, compter sur la conservation des troupes qui s'y renfermeraient? Les fièvres seules ne devaient-elles pas tout moissonner dans une semblable position? telles étaient les questions que nous nous adressions à nous-même lorsque nous allâmes visiter Missolonghi, en Avril 1830. La réponse nous étonna; il n'y a pas de lieu plus salubre que cette ville : pendant que, dans la saison des chaleurs, les fièvres désolent le Péloponèse, qui est un pays encore plus montueux que l'Espagne, on en est exempt à Missolonghi, malgré des apparences aussi défavorables. C'est que les bas-fonds, à peine recouverts d'eau de mer, ne sont nullement comparables aux marais d'eau douce, surtout lorsque le sol favorise peu le développement des plantes aquatiques. Aussi, malgré les inconvéniens d'une nombreuse population, les lagunes de Venise peuvent-elles être moins dangereuses à habiter que les bords fleuris de la Brenta.

Dans les lieux que j'ai cités comme féconds en fièvres intermittentes, sans cependant offrir aucun des caractères des contrées marécageuses, j'ai vu que, parmi un certain nombre de fièvres intermittentes simples ou ordinaires, il s'en trouvait toujours quelques-unes de pernicieuses, surtout vers la fin de l'été ou le commencement de l'automne. Celles-là n'étaient évidemment que des fièvres intermittentes plus intenses que les autres, mais de même nature. Produites par les mêmes causes générales, elles devenaient plus dangereuses et promptement funestes, si l'on n'y apportait de prompts secours. Dans ces épidémies, il était facile de suivre les progrès du mal, de le voir se développer de plus en plus chez des individus différens, et arriver jusqu'au degré le plus intense

que les faits ordinaires aidaient à reconnaître et à
juger, car ils en étaient comme le prélude ou les
divers degrés ascendans. Il était évident, dès-lors,
que celles de ces affections qui avaient un caractère pernicieux, consistaient, comme les autres,
dans une lésion seulement plus profonde du système nerveux, et surtout du système nerveux cé-
rébro-spinal, qui, dans ce cas, réagit d'une manière plus marquée et plus funeste sur les divers
organes et sur le système nerveux des ganglions,
auxquels se mêlent visiblement des nerfs impor-
tans qui partent du cerveau et du rachis. L'étude
des fièvres intermittentes simples était donc ce qui
pouvait le mieux conduire à la connaissance des
fièvres intermittentes pernicieuses et à l'établissement de leur vraie doctrine ; comme le succès du
quinquina dans les premières obligeait presque le
praticien à l'employer contre les autres, malgré les
apparences quelquefois inflammatoires de symptômes secondaires devenus dominans. On sent dès-
lors combien sont peu méthodiques les auteurs
qui, voulant écrire sur les fièvres intermittentes
pernicieuses, ont commencé par tirer une ligne
de séparation entre les fièvres intermittentes simples ou ordinaires et ces affections, qu'ils isolaient
ainsi de ce qui pouvait le mieux répandre du
jour sur la lésion qui les constitue. Aussi n'a-t-on
conçouru de la sorte qu'à en faire des phénomènes
à peu près inintelligibles, comme l'était la manière
d'agir du remède qui les guérit le mieux. Tout
se réunissait donc pour tenir ces faits pathologi-

ques à l'écart ou en dehors des progrès réels de
la médecine. On ne connaissait et on ne connaît
encore nullement la manière d'agir du quinquina;
et, lorsqu'on s'occupait des fièvres intermittentes
pernicieuses, en hommes pressés d'échapper à un
danger imminent, on ne les considérait que pour
savoir dans quel cas et comment l'empirisme con-
seillait de donner le quinquina. Ainsi, les doutes
qui existaient sur la manière d'agir du remède,
entretenaient les doutes non moins obscurs qui
entouraient la nature de la maladie, et l'on con-
sentait à rester dans cette fausse position scienti-
fique ! Tant il est vrai que le succès, s'il ne jus-
tifie pas tout, peut du moins tenir lieu de beaucoup de réalités nécessaires ! Pour sentir combien
la science était mal assise ou peu solidement éta-
blie sur ce point, il suffira de faire une supposition : qu'on imagine que, par un événement
quelconque, le quinquina vînt tout à coup à
manquer à l'Europe, et qu'il ne fût plus possible
de s'en procurer; sur quelle base fonderait-on le
traitement des fièvres intermittentes pernicieuses?
comment les considérerait-on pour les traiter avec
le plus d'avantages possibles ? Je crois qu'on verrait peu de praticiens donner à cet égard des règles de conduite d'une certitude proportionnée
à celle du danger; car il faut avouer que, par un
tel événement, bien des personnes seraient prises
au dépourvu. Dans le temps où nous vivons, cette
réflexion doit suffire pour engager à méditer sur
le phénomène considéré en lui-même, et sans

chercher à le modifier, ou sur le mal sans penser au remède; car, le meilleur moyen de bien apprécier et de trouver les remèdes, c'est généralement de commencer par bien connaître les maux. Alors on peut s'occuper avec bien plus de fruit de les atténuer, de les arrêter dans leur marche et de les faire cesser. Tout nous porte donc à considérer les fièvres intermittentes pernicieuses, aussi bien que les fièvres intermittentes simples, comme des maladies essentiellement nerveuses. Pour prouver le fondement de cette manière de voir, examinons la forme extérieure ou les symptômes de ces maladies; arrêtons nos réflexions sur la promptitude avec laquelle elles amènent la mort, événement que la seule expérience de ces affections extraordinaires peut faire prévoir; et voyons si les traces qu'elles laissent sur les cadavres suffisent pour expliquer cette issue promptement funeste, sans qu'il soit nécessaire d'admettre une lésion profonde et toujours essentielle, si elle n'est pas toujours primitive, du système nerveux.

ASPECT DES FIÈVRES INTERMITTENTES PERNICIEUSES QUE J'AI EU OCCASION D'OBSERVER.

Un assez grand nombre des fièvres intermittentes pernicieuses que j'ai rencontrées dans ma pratique, étaient accompagnées de symptômes qui pouvaient faire croire à l'existence d'une gastrite des plus intenses, tant l'épigastralgie était considérable : après les fièvres intermittentes pernicieuses *épigastralgiques* ou *cardialgiques*, les plus fréquentes

étaient celles qui s'annonçaient par des symptômes
d'inflammation de poitrine ; puis celles qui étaient
caractérisées par un sentiment d'angoisse et de suffocation inexprimable et des plus difficiles à supporter. Celles qui étaient *céphalalgiques* ou remarquables par une violente douleur de tête (symptôme dominant pendant la durée et même après
les accès) se présentaient moins souvent. J'en ai
cependant observé plusieurs exemples à Pampelune, pendant la fin de l'été et le commencement
de l'automne de 1826 et 1827. J'ai vu le délire
joint à plusieurs de ces formes insidieuses des fièvres d'accès, et rarement une affection comateuse.
La fièvre intermittente pernicicieuse *carditique* ou
remarquable par des palpitations du cœur qui
annoncent un grand désordre dans les fonctions
de cet organe, ne s'est offerte qu'une fois à mon
observation : ce fut à Strasbourg, à la fin de l'été
de 1831, pendant l'épidémie dont j'ai parlé. Or,
les phénomènes qui semblent annoncer une lésion de l'épigastre, ou du thorax, ont leur siége
dans les organes auxquels se distribuent des nerfs
cérébraux, c'est-à-dire la huitième paire, ou les
nerfs pneumo-gastriques : et les symptômes qui
se rapportent au cerveau, comme le délire, les
convulsions, la paralysie intermittente, les affections comateuses, etc., ont leur siége plus près
de l'origine de ces nerfs. Il n'est pas étonnant que
la douleur de la région de l'estomac, qui se pro-
longe quelquefois jusque dans le côté correspondant de la poitrine, induise les jeunes praticiens

en erreur, et leur fasse croire que l'estomac et les organes voisins sont violemment enflammés : les apparences sont telles, que j'avoue, sans la moindre hésitation, avoir été trompé moi-même par les symptômes des fièvres intermittentes pernicieuses *pleurtéiques* ou *péripneumoniques* : je croyais que la plèvre et le poumon étaient pris d'une inflammation franche et très intense; je prescrivais la saignée : je dirai même que le sang offrait la croûte ou couenne inflammatoire. Tous les symptômes se dissipaient : la chaleur, le crachement de sang, la difficulté de respirer n'existaient plus; je pensais avoir guéri une pleurésie ou une pneumonie aiguës. Mais le retour quelquefois plus terrible des mêmes phénomènes avec l'accès suivant, m'annonçait qu'au lieu d'avoir eu à traiter une de ces inflammations ordinaires, j'avais rencontré une fièvre intermittente insidieuse, et qu'il fallait changer de moyens ; car je voyais que les saignées étaient sans résultat, sinon nuisibles, contre ces symptômes d'apparence inflammatoire. Si je m'étais obstiné à les poursuivre par des évacuations sanguines générales ou locales, comme quelques personnes le conseillent, j'aurais sans doute hâté la mort des malades, que le sulfate de quinine sauvait avec une certitude et une constance des plus étonnantes. Mais arrêtons-nous à l'examen détaillé des faits ; leur gravité doit d'autant plus faire redoubler d'attention pour en apprécier les symptômes, qu'il s'agit aujourd'hui de les envisager sous un nouveau point de vue.

Il ne serait pas étonnant que les fièvres intermittentes pernicieuses affectassent telle forme plutôt que telle autre, dans des localités différentes où elles ont coutume de régner. A en juger par les faits rapportés par un observateur moderne, elles étaient souvent comateuses dans les hôpitaux de Rome, pendant les années 1821 et 1822. Tout en disant que les fièvres intermittentes pernicieuses offrent en Égypte les diverses apparences que nous leur connaissons, Pugnet observe que, d'après ce qu'il a vu, la forme phrénétique ou délirante est celle qu'elles revêtent le plus ordinairement (essai sur le *dem-el-mouia; Paris,* 1802). Mais je dois commencer par rapporter ce que j'ai observé en Morée, pendant un séjour de deux ans que j'ai fait dans ce pays. Si le nombre et le détail des faits laissent à désirer (1), ils sont devenus du moins une occasion de puiser à d'autres sources des exemples qui n'en deviendront que plus probans aux yeux du lecteur, puisqu'ils auront été recueillis par des personnes étrangères à notre manière de voir.

____

(1) Chargé de soigner un grand nombre de malades, et leur devant à tous les mêmes soins dans le même danger, je ne pouvais me livrer, selon mes désirs, à recueillir avec tous leurs détails des observations particulières. Si j'ajoute à ce motif la presqu'impossibilité de supporter le travail de cabinet qu'on éprouvait en Morée dans la saison accablante où il y avait le plus de malades, on verra que, comme fonctionnaire, j'ai dû m'appliquer de préférence à saisir des faits généraux, que je pouvais développer plus tard.

FIÈVRES INTERMITTENTES PERNICIEUSES SE MANIFESTANT A MODON AU COMMENCEMENT D'AOUT 1829.

Jusqu'au commencement d'Août 1829, les maladies observées à Modon n'offraient rien de bien remarquable. Il était mort, depuis le 17 Juin, quatre hommes du génie atteints d'entérite avec délire. A l'ouverture des cadavres, nous avions trouvé, chez trois, des ulcérations plus ou moins considérables et nombreuses dans l'intestin grêle. Chez un cinquième militaire qui succomba au commencement d'Août, une entérite avait existé sourdement et presque sans fièvre pendant 15 jours : une ou plusieurs des ulcérations de l'intestin avaient perforé ses parois en totalité, et il s'en était suivi une péritonite qui fit entrer aussitôt le malade à l'hôpital, où il mourut en douze ou quatorze heures. Il était mort un scorbutique en Juillet et un autre au commencement d'Août, ce qui était bien remarquable dans ce pays, par une chaleur de 18 à 20 degrés, et un temps sec depuis deux ou trois mois. Les fièvres intermittentes n'avaient encore rien offert de grave quoiqu'elles fussent nombreuses. Les congestions cérébrales étaient sans danger.

Fièvre avec léger délire, suivie d'une mort prompte. — *Ce qui, avec l'influence connue de la saison, fit penser qu'elle avait été intermittente ou rémittente pernicieuse.*

Le 3 Août, on me pria d'aller voir un Grec malade depuis trois jours : il demeurait au fau-

bourg de Modon, dans un café construit en planches, où il était garçon. C'était un homme de
55 ans à peu près, bien constitué. Il avait de la
fièvre, avec mal de tête, soif, malaise général.
Je lui prescrivis la diète et une boisson délayante
légèrement acidulée.

Le lendemain j'y revins à la même heure, c'est-
à-dire vers la chute du jour. Voyant que son état
n'avait pas changé, et qu'il avait encore de la
fièvre avec une face animée, quoique la langue
fût assez belle, je lui prescrivis une saignée du
bras de douze onces, qui fut faite tout de suite.
Le sang, resté rouge, fut aussitôt uniformément
coagulé et collant au vase. Je vis le malade une
heure après ; il n'éprouvait aucun soulagement.

Ne pouvant bien m'expliquer avec les gens de
la maison, j'y retournai le lendemain matin pour
voir si la fièvre était continue, s'il n'y avait pas
d'intermittence. Le malade avait la fièvre tout
comme la veille au soir ; il y avait eu un peu
de délire la nuit et point de repos. Il était près
de huit heures. Il y avait du malaise vers l'épigastre : j'y fis appliquer 24 sangsues, après avoir
percuté la poitrine, que je trouvai sonore. Cet
homme avait des forces : il s'assit sur son lit et
se serait levé si c'eût été nécessaire. Je prescrivis
qu'on laissât couler le sang toute la journée. Vers
une heure on vint me dire qu'il était très faible
et qu'il se sentait très mal. J'ordonnai qu'on ar-
rêtat le sang qui coulait des sangsues, promettant
d'y aller le soir. J'y allai, en effet, avant sept

heures ; mais cet homme était mort depuis trois heures après midi (5 Août). Cette mort prompte me surprit, et l'absence des symptômes d'entérite aiguë me porta à croire que ce malheureux avait succombé à une fièvre intermittente ou rémittente pernicieuse , malgré que mes efforts pour être témoin d'une intermittence ou d'une rémission eussent été inutiles.

Fièvre intermittente pernicieuse comateuse. Mort au second accès , après 24 heures de séjour à l'hôpital. Autopsie : — *Injection des membranes du cerveau et du cervelet, qui étaient mous. Engorgement de la rate , gastrite.* (Voyez page 85.)

Le nommé Boily, Adolphe , boucher de l'armée, âgé de 30 ans , habitué à faire des excès de boisson , mais ayant une bonne constitution, demeurait dans une baraque sur le chemin de Navarin. Il se présenta pour entrer à l'hôpital de Modon le 3 Août : le hasard fit que ce jour-là il n'y avait pas de place vacante , parce qu'on blanchissait la salle de l'hôpital qui avait été occupée jusqu'alors , et que la nouvelle salle qui venait d'être mise à notre disposition était déjà remplie. Mais comme cet homme se plaignait beaucoup de la tête , et que le pouls comportait la saignée, le chirurgien de garde lui tira une livre de sang.

Il se sentit tellement bien après cette saignée, que, malgré la défense qu'on lui en fit, il parut disposé à aller au cabaret avec des amis. C'était l'après-midi. Il passa la nuit chez des gendarmes français qu'il connaissait à Modon.

Le lendemain, 4 Août, ces gendarmes l'appor-
tèrent à l'hôpital sans connaissance et sans parole, mais sans aucun signe d'ivresse. Il avait les
yeux grandement ouverts et fixes ; le pouls était
fréquent et assez fort sans être très développé. A
la visite du soir, je lui prescrivis de la limonade
gommeuse et une saignée du bras de douze onces
au moins. Il se trouva bien la nuit. Le lendemain
matin, à la visite, il avait recouvré la parole ;
mais la face était pâle et défaite ; il n'avait plus
qu'un peu de mal de tête ; il ne se souvenait de
rien, pas même d'avoir été porté à l'hôpital ; il
parlait bien ; la langue était humide, le pouls
sans développement, mais sans fréquence remarquable.

Un mieux aussi marqué, après un coma-vigil
aussi grave, me fit penser à une fièvre intermittente pernicieuse. Je tins le malade à la diète, lui
prescrivis la limonade gommeuse pour boisson, et
dix grains de sulfate de quinine en potion à prendre avant dix heures du matin, en trois fois. Je
ne lui en donnai pas une plus forte dose, parce
que cet homme devait avoir l'estomac irrité, et
que je craignais de trop agir sur cet organe avec
un pareil médicament. Il prit ce remède.

A trois heures de l'après-midi (à la visite du
soir) je le trouvai très mal : la face exprimait un
danger imminent, elle était terreuse. Il éprouvait
un malaise des plus insupportables, avait de la
peine à parler, à respirer, comme s'il eût été me-
nacé de suffocation par un poids placé vers l'épi-

gastre : il n'avait pas perdu connaissance, mais il avait de la peine à répondre ; le pouls était fréquent et petit, les pieds froids ; il avait fait dans son lit. Ce que j'avais voulu prévenir était arrivé ; il était dans un accès de fièvre pernicieuse. Le soir, à neuf heures, la tête s'embarrassa davantage, il ne parla plus et mourut vers dix heures.

Autopsie. Les membranes du cerveau étaient généralement injectées et rouges sur l'hémisphère droit ; le cerveau était généralement mou et d'une couleur grise cendrée à l'extérieur, ainsi que le cervelet.

Les poumons n'offrirent rien de remarquable, ni le cœur. L'estomac était, dans tout son intérieur, d'une ancienne couleur livide, uniforme, qui indiquait un état habituel d'excitation de cet organe par l'intempérance. La rate avait le double de son volume naturel, était engorgée et friable. Nous n'examinâmes pas le duodénum. L'intérieur des autres intestins offrit peu d'apparences de phlogose. Tous les intestins étaient à l'extérieur, dans leur ensemble, d'une couleur grise cendrée, analogue à celle dont j'ai parlé à propos des circonvolutions cérébrales.

Chez ce malade, il y avait une gastrite incontestable et qui paraissait dater déjà de quelque temps. Mais il est également évident que les symptômes auxquels il succomba n'étaient pas ceux d'une gastrite. Nous verrons plus loin que l'affection de la rate ne peut pas être non plus regardée comme la cause principale de sa mort. Celle-ci résidait évidemment dans l'affection cérébrale, de nature intermittente, qui avait été développée par l'influence de la saison, chez un sujet disposé, par son affection gastrique, à contracter une telle maladie. Chez lui, l'affection de l'estomac, produite par l'abus des excitans, a donc pu influencer le système nerveux cérébral, et le rendre plus susceptible d'être dangereusement affecté par l'action solaire. Les signes de l'affection cérébrale ont été évidens pendant la vie, comme ses traces reconnaissables après la mort. Que cette fièvre, dans sa période de chaleur, ait ajouté à la phlegmasie de l'estomac, et que la rate, qui était probablement déjà près d'être affectée à cause de l'excitation gastrique, se soit rapidement engorgée sous l'influence de l'affection cérébrale, on sera conduit à l'admettre après les observations que nous devrons rapporter. Mais il faut convenir que la fièvre intermittente a été d'abord nerveuse, cérébrale, et la maladie principale; que c'est elle qui a amené la mort, et que l'état de l'estomac et de la rate n'ont fait que concourir à cette issue funeste de la maladie dont leur lésion était d'abord jusqu'à un certain point la cause, mais que leur accroissement rapide a pu suivre comme effet.

Fièvre intermittente pernicieuse cérébrale, sinon comateuse. Mort pendant ou après le premier accès, après 5o heures de séjour à l'hôpital.

Autopsie : — injection du cerveau et du cervelet, qui étaient mous. Gastrite, engorgement de la rate.

Le nommé Baismé, grenadier au 27ᵉ de ligne,

entra à l'hôpital le 8 Août 1829, se disant malade
depuis cinq jours. Il avait une sorte d'embarras
dans l'épigastre, et habituellement des envies de
vomir depuis ce temps. Il n'avait point et n'avait
point eu de fièvre. La langue différait peu de l'état
naturel. Cet homme, âgé de 23 à 25 ans, bien
constitué, paraissait peu malade. Je le mis à la
diète et à l'usage de la limonade gommeuse pour
l'observer.

Le lendemain matin (9 Août), il me dit qu'en
revenant des lieux d'aisance, il était tombé à l'entrée de la salle, ce que les infirmiers me confir-
mèrent. Il avait éprouvé comme une faiblesse ou
un tournoiement de tête qu'il ne savait définir.

Le soir il avait la face animée, les yeux brillans,
avec mal de tête, chaleur, soif, fièvre évidente.
Je lui prescrivis une saignée du bras de douze onces
(à trois heures). Il paraît que le soir il fut pris
d'un frisson et mourut de neuf à dix heures.

Autopsie. Une once et demie de sérosité couleur
de petit lait dans chaque ventricule latéral. Deux
à trois onces à la base du crâne. Cerveau et cervelet mous, injectés. Poitrine saine.

Estomac d'une couleur rouge livide à l'intérieur,
ce qui annonçait une ancienne excitation habituelle de cet organe. Rate au moins deux fois plus
grosse que dans l'état naturel, engorgée, friable,
mais non tombant en déliquium comme on le voit
quelquefois. Intestins offrant à l'intérieur peu de
traces de phlogose. Cependant quelques glandes
du mésentère sont légèrement engorgées.

Chez cet homme, il n'y avait pas eu de fièvre évidente avant son entrée à l'hôpital ; mais l'affection du cerveau était réelle depuis quelques jours, comme le prouvent la sérosité trouvée dans les ventricules latéraux, l'injection et la mollesse du cerveau et du cervelet. Sous l'influence de cette lésion cérébrale et de la fièvre qui se manifesta, l'estomac et la rate ont pu s'affecter davantage et concourir à leur manière à hâter la mort qui a été évidemment produite par l'affection du cerveau. Ce qui prouve que le génie de cette affection était celui de la constitution régnante, c'est que ce fatal dénouement n'a pu être prévenu par une saignée qui aurait eu sans doute ce résultat si l'affection du cerveau et celle de l'estomac eussent été franchement inflammatoires. Bien loin de là, ce qui semblait devoir conjurer tous les accidens phlogistiques, paraît avoir hâté la mort que le sulfate de quinine aurait pu éloigner, s'il ne l'avait empêchée. Dans ces circonstances, il devient facile de distinguer le genre de lésion qui attaquait la vie dans son principe, c'est-à-dire dans le système nerveux. Certes, ce n'est pas de cette manière que les maladies inflammatoires tuent ordinairement de jeunes sujets.

Ce fait, comme on voit, peut être rapproché de la maladie du Grec dont j'ai parlé tout à l'heure, et y répandre du jour. Si l'on est étonné de la rapidité avec laquelle ces hommes jeunes et robustes ont été enlevés, je rappellerai l'influence du climat, dont il faut toujours tenir grand compte dans la production des maladies aiguës, surtout lorsqu'elles deviennent épidémiques. J'avais déjà traité des fièvres intermittentes pernicieuses en Espagne, et j'avais eu le bonheur de ne perdre aucun malade par l'effet de ces affections. Là les intermittences étaient marquées, et quoique les symptômes fussent graves, on pouvait se reconnaître et y remédier. Je compris bientôt qu'il n'en était pas de même en Morée, et qu'il fallait redoubler de vigilance pour pouvoir être utile.

Fièvre intermittente pernicieuse pleurétique et même orthopnéique, quotidienne. Accès grave pendant une application de sangsues. Guérison par le sulfate de quinine.

Le nommé Doreille, soldat d'artillerie à pied, âgé de 28 à 30 ans, bien constitué, entra à l'hôpital de Modon le 10 Août 1829, se disant malade depuis trois jours. Il avait mal à l'estomac et même dans un côté, toussait, mais il n'avait ni craché de sang, ni éprouvé de fièvre. Diète, tisane de gomme, une potion gommeuse le soir.

Le 11 au matin, la douleur du côté gauche a augmenté. On croit avoir remarqué que le malade avait craché du sang. Quinze sangsues sur l'endroit douloureux.

A la visite du soir, cet homme me dit, avec un air de conviction, qu'il a failli mourir dans la journée, qu'il sentait son cœur s'en aller, qu'il ne pouvait respirer, qu'il étouffait, et que, s'il n'avait pu se jeter un peu d'eau sur la tête, il était mort. Il y avait un reste de fréquence au

pouls, avec sueur sans chaleur; la face était décolorée et un peu changée. Je ne confondis pas
ce trouble avec une syncope. Je jugeai qu'un accès
de fièvre venait de finir, et qu'il fallait prévenir
le suivant. Huit grains de sulfate de quinine sont
pris en deux heures, et le malade se trouve beaucoup mieux; il sent qu'il revient à lui-même (on
avait commencé par arrêter le sang des sangsues
et appliquer un vésicatoire à une jambe). Il en
prend cinq grains dans le reste de la nuit et cinq
le lendemain matin, de huit à dix heures : total
dix-huit grains. Il ne tousse plus et n'a plus de
douleur au côté.

Le 12 Août, l'accès vint vers quatre heures,
mais faible et presque sans malaise. La nuit fut
assez bonne.

Le 13 au matin, calme. Je permets un peu de
bouillon froid pour dix heures et demie, et pres-
cris huit grains de sulfate de quinine à prendre
avant ce temps. Même boisson. Ce militaire fut
bientôt rétabli.

Peut-on croire que si cette irritation de poitrine
eût été franchement inflammatoire, elle se fût
dissipée pendant que le malade prenait le sulfate
de quinine à si haute dose? qu'elle eût été accompagnée de cette espèce de syncope suffocante qui
eut lieu aussitôt après l'application de quinze sangsues, qui ne firent couler que peu de sang, et
après laquelle je lui trouvai les traits altérés, le
pouls fréquent et le corps couvert d'une sueur
froide? Croit-on que huit grains de sulfate de qui-

nine, pris en deux heures, lui eussent fait éprouver un sentiment de bien-être qui le rendit à la vie, et que l'usage soutenu du même remède conforta, tout en dissipant jusqu'au moindre symptôme de l'affection pectorale, si elle eût eu les caractères ordinaires d'une inflammation aiguë ? Non, sans doute : ce qui confirme tout ce que nous venons de dire, c'est que l'accès vint le lendemain, mais sans danger, et que toute trace de maladie fut bientôt dissipée.

Fièvre intermittente pernicieuse comateuse. Guérison prompte par le sulfate de quinine donné à haute dose.

A côté de Doreille fut placé le nommé Gourlay, âgé de 23 à 25 ans, du 27ᵉ, qui entra le 11 Août, malade depuis trois jours. A la visite du soir il avait un air étrange, se remuait précipitamment dans son lit pour peu qu'on lui parlât; sa face était animée par la fièvre; son pouls était d'une fréquence et d'une vivacité extrêmes, sans être ni dur, ni plein, ni résistant. Aucune apparence de phlegmasie ne justifiait cet état du pouls. La langue était assez nette, la tête douloureuse.

A neuf heures du soir, il était dans un état comateux. Il fallut attendre jusqu'à quatre heures du matin pour que le pouls fût un peu ralenti.

Le 12, de quatre heures du matin à sept, il prit huit grains de sulfate de quinine et dix autres dans la journée; il ne sentait plus de mal; il avait eu un léger épistaxis le matin.

Le 13 au matin, la nuit avait été calme. Cet

état continuait, léger épistaxis. — Diète, limonade gommeuse, huit grains de sulfate de quinine à prendre depuis la visite jusqu'à onze heures du matin. Ce malade se rétablit promptement. De légères sueurs semblèrent terminer cette courte et dangereuse affection. Deux autres malades, dont l'un était à l'hôpital depuis trois jours, ayant un accès de fièvre tous les soirs vers six heures, et l'autre entré le 12 Août, prirent du sulfate de quinine à haute dose pour des accès de même nature, et se rétablirent aussi promptement par son usage.

Je dois rapidement exposer ici l'exemple de fièvre intermittente pernicieuse *carditique* que j'ai annoncé à la page 127. Un soldat entra à l'hôpital de Strasbourg à la fin de l'été 1831, se plaignant, comme tant d'autres, d'avoir depuis quelques jours une fièvre quotidienne ou tierce. En l'examinant, je trouvai son pouls inégal, intermittent, sans consistance, petit, tremblotant; portant la main sur la région du cœur, je sentis des palpitations très marquées et continuelles de cet organe. Nous étions dans le moment de l'intermission de la fièvre : le malade était assez calme. Je le jugeai atteint d'une affection organique du cœur, et de plus, d'une fièvre intermittente, dont les accès, peu intenses au dire du malade, venaient vers la chute du jour. Pour le débarrasser de sa fièvre, je prescrivis le sulfate de quinine à la dose de huit grains. La fièvre parut à peine après la première administration de ce remède, et céda les jours suivans. Quel fut mon étonnement de voir le pouls du malade, que j'avais toujours trouvé irrégulier comme je viens de le dire, offrir bientôt tous les caractères de la santé, et tout symptôme d'affection du cœur disparaître ! en songeant qu'il n'avait pas tenu à grand'chose que je n'administrasse pas le sulfate de quinine, croyant la fièvre beaucoup moins importante que ces apparences d'affection organique du cœur, je sentis combien il était avantageux d'être averti que les fièvres intermittentes pernicieuses peuvent revêtir cette forme, qu'elles ne dépouillent pas toujours dans les intermissions.

SUITE DE L'EXPOSÉ DES MALADIES QUI RÉGNÈRENT L'AUTOMNE ET JUSQU'AU COMMENCEMENT DE L'HIVER.

Les quinze premiers jours de Septembre, les brises du nord-ouest, qui, pendant tout l'été, avaient tenu la température de l'air entre 18 et 22 degrés de Réaumur à Modon, furent moins prononcées ; elles vinrent du sud-est, du sud-ouest, de l'ouest, et souvent le temps fut calme au milieu du jour, ce qui fesait trouver la chaleur plus insupportable que par le passé. Les fièvres intermittentes, qui étaient toujours les maladies dominantes, devenaient plus nombreuses. Cette continuité de chaleur, sans que la terre eût été humectée depuis plus de quatre mois, nous fesait éprouver un malaise remarquable. L'équinoxe ne fut marqué par aucun changement atmosphérique. Les fièvres intermittentes pernicieuses, moins nombreuses dans le mois de Septembre que dans le mois d'Août à l'hôpital de Modon, le furent au contraire davantage dans celui de Navarin. Mais le nombre des malades augmenta sensiblement dans ces deux hôpitaux pendant le mois de Septembre. Coron en eut beaucoup moins et point de morts. Je dois consigner ici les expressions dont je me servais en parlant de ces maladies dans mes rapports officiels au conseil de santé des armées.

« Nous affirmons, sans trop vouloir l'expliquer, que le sulfate de quinine et l'infusion de quinquina sont les remèdes dont nous retirons chaque jour le plus d'avantage contre les fièvres intermittentes simples ou pernicieuses, et même contre les rémittentes, qui offrent parfois un véritable caractère adynamique : nous pensons que les symptômes d'affection locale doivent être négligés jusqu'à un certain point dans la thérapeutique de ces maladies, pour ne s'occuper que du traitement général ; et que, pour peu qu'une maladie qui a été continue offre d'intermittence, il faut recourir à ces remèdes sans perdre de temps. Je n'ai été arrêté en cela, ni par la sécheresse, ni par la couleur brune de la langue, et récemment encore j'ai eu lieu de me féliciter d'en avoir agi ainsi. Il est important d'être convaincu que le système nerveux joue un grand rôle dans ces maladies, surtout dans le pays où nous sommes. »

» Pendant le mois d'Octobre, le nombre des malades se soutint presque dans les hôpitaux de Modon et de Navarin, et augmenta dans celui de Coron. Le nombre des morts fut plus considérable qu'il n'avait été depuis long-temps ; car, en Octobre , nous perdîmes plus de militaires que pendant les trois mois précédens. La mortalité diminua beaucoup en Novembre et Décembre. Les vicissitudes atmosphériques , ou les pluies survenues au commencement d'Octobre, après une longue sécheresse ordinaire dans ce pays , seraient-elles la cause de l'augmentation de nos pertes à cette époque de l'année ? je ne puis le croire sans avoir fait dans ces contrées de nombreuses observations à ce sujet. Je serais plutôt porté à penser que les maladies du mois d'Octobre ont été le résultat de la constitution médicale précédente ; et que si le temps , au lieu de changer , fût resté ce qu'il était au mois de Septembre , les maladies et les morts auraient été plus nombreuses. » La suite justifia cette opinion ; car , dès le mois de Janvier, la proportion des malades à la force de la garnison , et celle des morts aux malades , furent beaucoup moindres.

« La plupart des individus qui ont succombé avaient été malades l'été. Les rechutes des fièvres intermittentes avaient usé les forces, engorgé la rate, décoloré le teint : les accès devenaient subitement graves ou pernicieux , et les malades mouraient. Beaucoup d'affections ou fièvres continues finissaient de la même manière et quelquefois en peu de jours , après une rémission ou intermittence. Chez plusieurs de ces malades , la peau perdait de sa chaleur, le pouls de sa force et de son développement sans perdre entièrement sa fréquence ; la langue était ou devenait sèche et brune ; le malade n'accusait qu'une douleur de tête, et quelquefois, n'éprouvant aucune douleur, il paraissait dans l'apathie avec une face décolorée. Les toniques à l'intérieur employés avec précaution, et les excitans au dehors, étaient indiqués et avaient souvent du succès. »

» A l'autopsie des cadavres de ceux qui succombaient, on trouvait la rate grosse, engorgée, molle, quelquefois presque diffluente, le foie souvent volumineux, l'estomac anciennement enflammé, un embarras bilieux dans les intestins, et même des vers lombrics que quelques malades rendaient pendant la vie. »

» Sur trois ou quatre cadavres, nous avons trouvé, à la face interne de la fin de l'iléon, quelques places de l'étendue d'un pouce, dont l'aspect lisse était blanchâtre, comme dartreux et pointillé de noir. Je n'avais jamais remarqué d'altération semblable, qu'on ne découvrait qu'en procédant avec beaucoup d'attention. Cela différait autant des ulcérations de l'entérite aiguë ordinaire, que les symptômes de ces deux genres de maladies différaient entr'eux. »

» Les abcès sur diverses parties du corps, et des escarres sur les lieux où se fesait le décubitus, furent observés en certain nombre. »

» Les malades qui succombèrent en Novembre et Décembre finirent à peu près de la même manière. J'avais noté que deux militaires étaient morts les 28 et 29 Octobre, à Modon, de fièvre intermittente pernicieuse, récemment développée, par un temps chaud et humide, sous l'influence d'un vent de sud qui semblait au moins diminuer la résistance vitale ; on eut occasion d'en observer de nouveaux exemples pendant le mois de Novembre, et même à la fin de Décembre. »

Fièvre intermittente pernicieuse cardialgique ou épigastralgique et délirante, du type quotidien et sans frissons. Guérison par le sulfate de quinine.

» Le 29 Décembre 1829, je fus appelé pour soigner d'une maladie de ce genre M. Hautpoulain, officier payeur du 27° de ligne. C'était un jeune homme fort et robuste. Chez lui les accès, quotidiens, venaient sans frisson à deux heures après midi. Le quatrième fut caractérisé par une épigastralgie, un sentiment de suffocation et une anxiété inexprimables. Dans un délire des plus prononcés, il disait qu'il se sentait mourir ; il demandait à faire ses dernières dispositions ; assis sur son lit, il jouait aux cartes quoique rien ne fût placé pour cela devant ses yeux, et étonnait en plein jour, par ses idées disparates, ses amis qui s'étaient entretenus avec lui quelques heures auparavant. La parole était brève, le pouls fréquent, sans consistance, la face jaune comme tout le reste du corps, car il était survenu un ictère très marqué. Le calme étant complet dans l'intervalle des accès, le sulfate de quinine, à la dose de dix grains avant et après cet accès, de huit après le suivant, qui fut très faible, etc., fit disparaître en quatre jours cette affection grave, que tout portait à regarder comme une névralgie de l'épigastre, de la poitrine, de la tête, et surtout des plexus cardiaques. Cet officier rechuta au bout de quelques semaines, mais il ne fut plus en danger. Il était très nerveux et le temps était alors (à Modon) fort orageux : il disait lui-même en ressentir l'influence de la manière la plus marquée. Un employé des subsistances, fut pris, à la même époque, d'une fièvre intermittente tierce délirante, qui céda à l'emploi du même moyen. En Janvier 1830, j'eus encore occasion de soigner d'une fièvre intermittente pernicieuse, avec grande céphalalgie et douleur pleurétique, un capitaine d'artillerie qui était pris pour la première fois de ce genre d'affection. Des évacuations sanguines assez considérables avaient été pratiquées sans résultat : on croyait l'inflammation de l'estomac et de la plèvre aussi intense qu'opiniâtre. Le sulfate de quinine dissipa tout. Ces faits sont remarquables comme fesant suite, jusqu'en Janvier, à ce que nous avions observé en Septembre et Octobre, c'est-à-dire dans la saison des chaleurs (1). ▪

----

(1) Ayant déjà parlé du climat de la Morée, je crois devoir, pour compléter le tableau de ce qu'est l'année dans ce pays, ajouter ici quelques notes sur la température et l'état atmosphérique de l'hiver. Celui de 1829 à 1830 fut très rigoureux en France et dans beaucoup de contrées de l'Europe, comme on sait : il sera d'autant plus intéressant de savoir ce qu'il était en Morée.

Les orages avaient été fréquens pendant le dernier tri-

Réflexions sur les faits précédens.

Dans le petit nombre de faits que je viens de

---

mestre de 1829, et plus forts en Novembre et Décembre qu'en Octobre. Ce fut le 18 Novembre que la citadelle de Navarin sauta par l'explosion du magasin à poudre, occasionée par l'orage. Ils continuèrent, en Janvier, à être remarquables sous ces deux rapports, surtout pendant la nuit. Toutefois le 14 il fit par un vent d'ouest, au milieu du jour, le plus fort coup de tonnerre que nous eussions encore entendu en Morée. Le tonnerre gronda encore le 19 Février et toute la nuit du 30 au 31 Mars.

Les pluies, abondantes depuis l'automne, cessèrent le 18 Janvier, reprirent le 30, furent moins fréquentes en Février, surtout la nuit, et rares en Mars, où elles ne furent fortes que le 3, le 7, le 14, et dans la nuit du 30 au 31.

La température, de 7 à 8 degrés + 0 de Réaumur le 1er et le 2 Janvier, fut le plus souvent de 10 à 12 jusqu'au milieu de ce mois, monta à 13 le 17, baissa dès le 18, fut à 5 le 25 et le 26.

Plus douce jusqu'au 14 Février (12 degrés), elle fut de 8 à 9 degrés le 15 et le 16, remonta à 12 dès le 20, fut à 13 les 23 et 24, descendit à 8 le 26 et à zéro le 27 : il gela (pour la seconde fois, car il avait déjà gelé à Modon le 23 Novembre, époque à laquelle je vis de la glace auprès de Corinthe).

Le 28, il y eut 3 degrés de chaleur le matin et 10 dans la journée.

Le 4 Mars, il tomba, jusque sur les montagnes les plus voisines de Modon, de la neige qui s'y conserva trois ou quatre jours (il y en avait encore à la fin de Mars sur plusieurs montagnes de l'intérieur de la Morée : le Taygète en reste couvert jusqu'en été). Il gela le 5, le 10 ; le 11, il y eut de rappeler, il est facile de voir que l'altération de l'influence cérébrale par la cause primitive du mal, c'est-à-dire par l'insolation, l'abus du vin, les variations atmosphériques, ou par un ensemble de circonstances moins faciles à saisir (comme dans le fait de M. Hautpoulain, pag. 146; dans celui du capitaine d'artillerie et de l'employé des

---

la gelée blanche. C'était le temps le plus rigoureux que nous eussions eu cette année. Le froid s'était montré plus tôt l'hiver précédent. Les pluies avaient lieu par les vents d'ouest, de sud-ouest, de sud, de sud-est. Les vents de nord-ouest, de nord-est et d'est refroidissaient constamment l'air. Le vend de sud lui-même, qui souffla le 11 Mars, parut froid comme nous l'avions remarqué l'année précédente dans ce mois. Nous pensions que cette particularité pouvait tenir à ce que les montagnes de la Crète sont couvertes de neige une grande partie de l'année, et que le vent de sud passait sur leur sommet avant de nous parvenir à Modon. Il n'y eut de forte tempête que dans la nuit du 30 au 31 Janvier : le vent soufflait alors de l'ouest.

En Février, si le temps était calme, les grenouilles coassaient le soir, comme en France au mois de Mai, dans les eaux de pluie réunies en nappe dans la plaine de Modon. Les hirondelles grises fendaient les airs; l'herbe poussait jusque sur les rochers nus, tant était remarquable la force de la végétation, ranimée depuis le mois de Novembre au milieu de cette fermentation orageuse des élémens. A la fin de Mars, les asphodèles avaient passé fleur, et les chrysanthemum (orientale) s'épanouissaient de toutes parts ; tandis que la mauve, plante fougueuse dans ce pays, servait depuis long-temps d'aliment aux Grecs pendant leur rigoureux carême.

vivres, pag. 147), avait été suivie de l'altération de la sensibilité nerveuse dans d'autres organes (de la poitrine et de l'épigastre). Dans les fièvres intermittentes pernicieuses pleurétiques ou péripneumoniques, qui offrent une lésion plus facile à prouver (celle de Doreille et du capitaine d'artillerie), une semblable modification de la sensibilité nerveuse avait été suivie d'une vive douleur au côté ; car ces pleurésies et ces péripneumonies sont ordinairement fort douloureuses. Cette douleur avait donné lieu, à son tour, à l'inflammation de la partie dans laquelle elle avait son siége ; et dans quelques cas que j'ai rappelés (pag. 128), cette inflammation avait été jusqu'à produire le crachement de sang et à rendre couenneux le sang tiré par la lancette ; ce qui suppose des désordres que le stéthoscope ne peut manquer de faire reconnaître. Il y avait donc là inflammation positive ; mais cette inflammation, produite ou précédée par une véritable névralgie, différait des autres : elle était intermittente comme la fièvre, tout-à-fait sous sa dépendance, et ne pouvait être guérie que par la disparition préalable de l'affection nerveuse qui l'avait produite. Ici c'était donc l'affection nerveuse pulmonaire périodique, reconnue comme la vraie lésion ou la base des accès de fièvre intermittente, qu'il fallait d'abord faire cesser, l'inflammation qui en était la suite devant disparaître avec elle ; et, en effet, le moyen qui triomphe ordinairement des fièvres intermittentes triomphait de celles-ci, administré à une dose un

peu plus forte ; et tout rentrait dans l'ordre. De
même, lorsque l'angoisse ou le sentiment de suffocation dominaient à tel point, que les malades
effrayés étaient saisis du pressentiment d'une mort
prochaine, c'était une névralgie ou une névrose
des poumons, de l'épigastre et du cœur (chez le
dernier cité), qu'on avait à combattre. Elle était
avec ou sans inflammation, mais non moins dangereuse que celle dont je viens de parler, et exigeait impérieusement le même secours, le sulfate
de quinine.

Ai-je besoin de dire que lorsque l'épigastralgie
ou les symptômes d'une vive irritation de l'estomac dominaient, il pouvait y avoir, dans ces cas
de fièvre pernicieuse, rougeur ou même inflammation de l'intérieur de ce viscère ? Non, sans
doute. Mais cette inflammation, loin de réclamer
l'usage des antiphlogistiques, ne pouvait céder
qu'au meilleur fébrifuge, et le succès justifiait
pleinement cette opinion. Il en est de même des
fièvres intermittentes, délirantes, comateuses :
elles sont l'effet du trouble périodique survenu
dans les fonctions du cerveau et de son défaut
d'influence ou d'action régulière ; affections bien
différentes des inflammations, et contre lesquelles
les antiphlogistiques répétés doivent par conséquent être moins qu'inutiles, c'est-à-dire devenir
bientôt dangereux. Tous ces troubles de fonctions
ne sont que des effets ou des indices d'une lésion
profonde de la sensibilité nerveuse ou cérébrale,
dont doivent se ressentir d'abord les organes aux-

quels le cerveau envoie des irradiations plus marquées, ou avec lesquels il est lié par une sympathie plus étroite. Qu'y a-t-il d'étonnant, lorsqu'elles
indiquent la même lésion que les altérations de
la calorification, qu'elles soient traitées avec avantage par le même spécifique ?

Il est tellement vrai que les fièvres intermittentes
pernicieuses ne sont que des névralgies, qu'on
a vu quelques exemples de ces affections où les
accès, aussi graves qu'on puisse les imaginer,
n'étaient pas précédés du frisson : le frisson manquait à ces maladies, dont il est ordinairement le
symptôme le plus alarmant. Cleghorn en avait déjà
fait la remarque, en même temps qu'il avait noté
le plus grand danger de ces paroxismes. La maladie de M. Hautpoulain en offre un nouvel exemple, également bien caractérisé sous ces deux rapports.

Parmi les maladies de l'automne, dont j'ai dû
parler pour ne pas interrompre le tableau des influences atmosphériques que j'avais voulu retracer,
on aura dû remarquer la manière dont se termi-
naient dans cette saison un grand nombre d'affections qui avaient duré une partie de l'été. Des
constitutions usées par de longues fièvres semblèrent ne pouvoir plus se soutenir ou suffire à
l'entretien de la vie dès que la stimulation de la
chaleur et d'une vive lumière vint à leur manquer.
Ainsi, ces agens physiques, dont l'action excessive
avait produit tant de maux, et dont la diminution
rendait la force et l'agilité à un si grand nombre

de personnes, long-temps près d'en être dangereusement affectées, étaient devenus une espèce
de nécessité pour des êtres graduellement affai-
blis, et dont l'existence artificielle, prolongée par
l'excitation morbide, défaillait dès que sa cause la
plus puissante cessait d'agir. Chez plusieurs, ai-je
dit, une véritable adynamie se manifestait alors,
et, l'innervation ne se fesant plus, ils mouraient
de débilité ou de faiblesse, après avoir offert trop
long-temps les symptômes d'une réaction nuisible.
On conçoit que les individus chez lesquels le système nerveux avait été profondément affecté par
des fièvres intermittentes, vissent ces maladies revêtir un caractère plus grave à cause de ce changement de la saison, surtout lorsqu'ils avaient la
rate engorgée ; on comprend aussi, jusqu'à un
certain point, que les affections continues qui tou-
chaient à leur terminaison funeste, offrissent quelquefois, après la moindre suspension des symptômes, des frissons comparables à ceux des fièvres
intermittentes ordinaires, ce qui était promptement suivi de la mort, à laquelle la constitution
médicale régnante semblait ainsi imprimer son
cachet. Depuis que je fais le service dans les hôpitaux militaires, quoique j'aie résidé dans des
climats différens et dans d'autres pays chauds, je
n'avais jamais vu cet état adynamique se pro-
noncer de cette manière. On ne voudra probablement pas donner le nom de rémittentes à des affections qui n'offraient ordinairement qu'une fois
le calme trompeur dont j'ai parlé.

Ce que nous venons de dire des lésions trouvées sur les cadavres, doit n'être considéré que
comme le résultat d'un grand nombre d'affections
primitivement aiguës, et qui avaient eu le temps
de subir des transformations plus ou moins marquées. C'est pendant ces changemens successifs
que des vers lombrics ont pu se développer, des
embarras d'apparence bilieux se former dans les
intestins, etc., sans que les maladies eussent offert, dans le principe, ni les symptômes des affections vermineuses, ni ceux d'une diathèse bilieuse, que j'ai dit n'avoir jamais eu occasion
d'observer avec des caractères évidens.

Maintenant nous examinerons avec plus de fruit
quelques faits afférens à notre sujet, que citent des
auteurs connus pour s'en être occupés d'une manière spéciale.

Le plus répandu des ouvrages récemment pu-
bliés sur les fièvres intermittentes pernicieuses,
est, sans contredit, celui du professeur Alibert.
Mais ce livre, devenu classique, ne peut plus
répondre qu'imparfaitement aux besoins de notre
époque, parce que, lorsque les malades dont il
y est fait mention viennent à succomber, on ne
voit presque jamais l'ouverture des cadavres jointe
à ces observations pour les compléter. Une seule
fois, après avoir retracé fort brièvement la maladie d'un homme qui mourut à l'hôpital St-Louis,
d'une fièvre intermittente pernicieuse soporeuse,
infructueusement combattue par le quinquina, on
procède à l'autopsie, et la manière dont sont ex-

posées les lésions trouvées sur ce cadavre, fait vivement regretter que l'auteur ne se soit pas livré plus fréquemment à un genre de narration sur laquelle il sait répandre tant d'intérêt. On ne le verrait pas, avant de conclure cette intéressante observation, dire : « que la plupart des altérations organiques observées dans le cadavre dont il s'agit, n'ont aucun rapport avec la fièvre essentielle dont le malade a péri »; expressions d'autant plus remarquables, que la plupart des traces de lésion maladive trouvées sur ce cadavre, sont précisément celles qu'on rencontre en pareil cas. Du reste, l'histoire des causes, le tableau des symptômes, et les divers modes de traitement employés, sont retracés dans cet ouvrage avec toute l'importance qu'ils méritent. Sous ce rapport, c'est un recueil propre à former un praticien, en lui fesant saisir le génie de ces maladies, dévoilé avec un art qui décèle dans l'écrivain un esprit médical autant qu'observateur. Toutefois, lorsqu'il s'agit des causes de ces affections, on voit toujours l'idée dominante de l'influence des marais, des inondations ou des eaux stagnantes, empêcher de porter ses vues ailleurs pour y saisir la vérité lorsqu'elle s'y trouve. L'auteur ne peut même s'en affranchir, lorsqu'il parle de l'épidémie de fièvres intermittentes pernicieuses, qui régna à Grenoble et dans les environs en l'an 12, précédée d'un état très doux de l'atmosphère, « auquel avait succédé un froid subit avec une chute abondante de neige, sous les vents du nord et nord-ouest. » Il semble que, dans une telle position, le voisinage des Alpes, que l'on voit couvertes de neiges éternelles, doit avoir une influence marquée et suffisante pour produire des fièvres intermittentes, en fesant rapidement varier la température atmosphérique.

Un observateur plus moderne encore est tombé dans l'extrême opposé à ce qu'on peut reprocher à M. Alibert. M. Bailly, sentant peut-être ce que l'ouvrage dont il vient d'être question laissait à désirer, et voulant répandre du jour sur la doctrine des fièvres intermittentes, qui n'était devenue rien moins que positive depuis la publication des idées du professeur Broussais, partit pour Rome en 1821, et y observa, pendant deux ans, beaucoup de fièvres intermittentes pernicieuses, qui abondaient dans les hôpitaux de cette ville, comme c'est l'ordinaire tous les ans pendant l'été. Dans le but de donner à son travail le titre de *traité ana-tomico-pathologique des fièvres intermittentes simples et pernicieuses*, il s'attacha, dès le principe, à n'observer que les malades qui lui paraissaient le plus gravement atteints, et dont la mort imminente devait permettre de constater sur les cadavres les désordres physiques qui constituaient ces affections, ou qui coïncidaient avec leurs symptômes; aussi voit-on, dans son ouvrage, à peu près toutes les fièvres intermittentes dont l'observation est rapportée, se terminer par la mort, et les plus longs développemens être donnés à l'exposé des ouvertures de cadavres. L'histoire des causes et des circonstances qui ont précédé la maladie ne peut que rarement être racontée, puisque ce n'était que par le danger extrême où ils se trouvaient, que ces malades fixaient l'attention de cet observateur. Lorsque l'occasion le favorisait, il les suivait dès leur entrée à l'hôpital ; d'autres fois, parcourant les salles, il s'attachait à ceux qui paraissaient le plus près du terme fatal. Aussi le lecteur ne peut-il pas savoir, en lisant ce livre, jusqu'à quel point il est possible de revenir à la vie et à la santé lorsqu'on a éprouvé les symptômes qui caractérisent la plupart de ces affections : ceux qui les ont offerts sont à peu près tous morts ; et l'ouverture des cadavres révélant souvent les mêmes lésions, ou finit par les regarder comme inséparables des fièvres intermittentes pernicieuses.

Mais il est important de remarquer que, quoique les fièvres intermittentes pernicieuses soient des maladies fort graves, elles n'en sont pas moins le triomphe de la médecine, tant est certaine pour ses résultats la manière de les traiter, lors même que leurs symptômes sont tout-à-fait sinistres ou affligeans. Or, conclure des désordres extrêmes trouvés sur les cadavres, à ce qui existe dans le cours ordinaire de ces affections, serait généraliser ce qui n'est qu'exceptionnel, dire qu'il y a, pendant ces maladies, des lésions qui n'existent qu'après la mort, et dont les premières atteintes n'ont qu'à peine existé chez la plupart des malades qu'un traitement méthodique arrache au trépas. Ainsi, les nécropsies ne peuvent donner des idées justes que lorsqu'on détermine préalablement la proportion des décès aux guérisons, dans un nombre donné de fièvres intermittentes pernicieuses ; que lorsqu'on offre les moyens de comparer ce que sont les symptômes chez ceux qui guérissent, à ce qu'ils sont chez ceux qui succombent ; et, enfin, que lorsqu'on expose quel est le traitement qui a été employé chez les uns et les autres. Alors on peut savoir si telle lésion du cerveau, de la rate, de l'estomac, par exemple, n'est devenue ce qu'on l'a vue sur le cadavre, que parce que l'individu a dû mourir, et lorsqu'il a été décidé, par les progrès du mal, qu'il ne pouvait plus vivre.

L'ouvrage de M. Bailly n'offre donc que le point le plus rembruni du tableau : il ne lie pas assez les lésions locales aux symptômes, et les symptômes ou les fièvres comme effet, aux causes qui ont pu les produire. Malgré tout ce qu'il laisse à désirer, cet ouvrage est précieux, parce que l'auteur a recueilli à Rome un grand nombre de faits d'anatomie pathologique qu'on ne pouvait recueillir ailleurs, surtout dans le même espace de temps ; et parce que d'autres ont fait ailleurs ce que lui n'a pas eu le temps de faire à Rome. Mais l'ouvrage ne portant pas avec lui-même son correctif, beaucoup de personnes qui n'auront pas assez d'expérience pour le lire avec fruit, pourront en tirer de fausses conséquences, y voir ce qui n'y est pas, faire dire à l'auteur ce qu'il n'a pas dit, comme c'est déjà arrivé ; et s'en servir à appuyer des opinions sans fondement, qu'il devrait concourir à détruire. C'est un mal comparativement au bien qui pouvait résulter de tant d'efforts, et il n'est pas indifférent de le signaler, parce que la matière est ardue autant qu'importante.

Fièvre intermittente pernicieuse cardialgique ou épigastralgique. Guérison par le quinquina.

« Lucrèce Voccaria, veuve, sujette à des fièvres tierces avec des vomissemens abondans de matières bilieuses et douleur remarquable de l'estomac, ce qui l'avait mise plusieurs fois en danger, fut également prise, l'an 1707, d'une fièvre tierce qui paraissait simple au début, mais qui bientôt manifesta un caractère plus grave; car, au troisième accès, il survint de la cardialgie qui ne dura que deux heures et céda aux remèdes huileux, adoucissans, anodins. Le jour suivant, la fièvre devint double tierce contre la coutume, et son invasion fut remarquable par un sentiment de morsure à l'estomac, ce qui me fit penser (dit Torti) à proposer le quinquina avant que le quatrième accès ne devînt plus fort. Mais comme il était tard, car l'heure approchait où l'accès plus grave devait commencer, ayant montré de la disposition à avancer, et comme je craignais moins pour cette personne accoutumée à supporter des accès de cette nature ou au moins semblables en quelque chose, que je n'aurais craint pour une autre qui n'aurait pas été aussi sujette à la fièvre tierce, je différai pour le moment à ordonner le quinquina. Mais je m'en repentis presque le jour suivant; car, pendant le commencement, les progrès et la durée de l'accès,

la cardialgie augmenta de telle sorte, que la malade
disait qu'il lui semblait avoir l'orifice de l'estomac
corrodé et mordu par des chiens. Elle se plaignait
en criant de toutes ses forces ; mais plus souvent
la voix lui manquait et elle perdait connaissance ;
on la voyait alternativement hurler, pousser de
profonds soupirs, faire d'inutiles efforts de vomissement, s'évanouir, pendant que des sueurs froides
sur le front, un pouls petit et fréquent, l'aspect
demi-cadavéreux de la face, les yeux troublés, les
tempes creuses, fesaient croire qu'elle allait tré-
passer. Mais comme, à de courts intervalles, elle
donna signe de vie, que le pouls se montrait alors,
et qu'à l'approche de l'heure du déclin de la fièvre, les autres symptômes paraissaient un peu
s'amender, la malade, aidée par les remèdes qu'on
lui avait donnés selon la circonstance, put échapper à un accès aussi fort, conservant toutefois
des traces assez marquées de ce dernier paroxisme.
Il lui restait un grand dérangement d'estomac,
de la faiblesse, un dégoût pour toute espèce d'a-
limens, une voix glapissante, de l'agitation, et
elle poussait de fréquens soupirs. C'est pourquoi,
croyant à une mort prompte et certaine dans le
prochain paroxisme, qui serait plus grave si la
cardialgie revenait, et persuadé que la continuation de la fièvre serait au moins très dangereuse
si la cardialgie ne revenait pas (la durée du mal
devant aussi, quoique plus tard, probablement
amener la mort), je prescrivis l'écorce du Pérou
à haute dose, sans pouvoir en donner une très

grande quantité, car il n'y avait que peu d'intervalle entre l'accès qui venait de passer et l'accès plus fort qui allait suivre. Par l'effet de ce remède, l'accès qui vint bientôt fut moins fort; le suivant ne le fut guère plus : la malade éprouva à peine quelque légère épigastralgie; c'est pourquoi, ayant continué le remède, elle sortit guérie de son lit au bout de sept à huit jours. »

Quelques jours après, cette femme rechuta pour avoir pris imprudemment une potion acide, mais la fièvre ne fut point grave et se passa d'elle-même sans quinquina.

(Torti, livre IV, chap. 1er, 9me observation.)

Quoique Torti néglige de parler de la saison, des heures auxquelles les accès venaient, de l'état dans lequel pouvaient se trouver les viscères de l'abdomen à cause des fièvres antérieures, de l'âge de la malade, de ses forces, de sa constitution, ce fait n'en est pas moins intéressant. Après avoir vu des militaires, accoutumés à tout supporter, n'avoir pas de situation pendant des accès de ce genre, je conçois que cette malade poussât des cris et s'agitât comme il vient d'être dit. Il est probable que si Torti n'avait pas administré le quinquina, elle serait morte. Quel avantage la nouvelle préparation de ce remède (le sulfate de quinine) n'offre-t-elle pas dans le traitement de ces affections, lorsque la cardialgie devient dominante à ce point? sa violence et l'issue promptement heureuse de cette maladie, après l'administration du quinquina en poudre, prouve mieux que ne pourraient le faire de longs raisonnemens, la nature nerveuse des symptômes qui avaient leur siége dans l'estomac ou à l'épigastre. N'oublions pas que cet organe est pourvu d'une grande quantité de nerfs, et que, derrière son extrémité pylorique, se trouve le plexus solaire, formé principalement des ganglions semi-lunaires ; que ce lacis inextricable envoie de nombreux rameaux aux principaux viscères de l'abdomen, et que c'est en lui que résident beaucoup de sensations pénibles, douloureuses même, dont on rapporte le siége à l'estomac sans prétendre rien préciser.

Placer au commencement des citations que nous devons faire, des exemples de fièvre intermittente pernicieuse cardialgique (voyez les pages 126, 127, 146 et 147), outre que c'est conforme à ce qu'on voit dans la nature, puisque ces affections se montrent fréquemment, c'est encore démontrer, autant qu'on peut le faire, que cette altération de la sensibilité épigastrique est secondaire ou entièrement dépendante de la lésion du système nerveux cérébral, que nous ayons prouvé être le siége essentiel des fièvres intermittentes ordinaires; et l'emploi fructueux du remède annonce bien que la lésion de l'épigastre diffère essentiellement des affections inflammatoires, avec lesquelles elle n'a pas même en commun la douleur; car on sait qu'il est bien rare que les inflammations les plus aiguës de la surface muqueuse des viscères de cette région soient accompagnées d'une douleur aussi vive. En même temps que le mal se dessine par

des traits différens de ceux de l'inflammation, le
succès du remède vient donc mettre hors de doute
son identité de nature avec les autres phénomènes
des fièvres intermittentes. Ne soyons pas étonnés
qu'à l'époque où écrivait Torti, il fût encore nécessaire d'accumuler des faits pour enhardir les
praticiens à employer l'écorce du Pérou en pareil cas : il faut convenir que, malgré l'analogie
de ces affections graves avec les fièvres intermittentes simples, on pouvait ne pas espérer d'abord
voir se dissiper des douleurs aussi prononcées par
l'ingestion d'une poudre qui, à elle seule, semblait devoir, par sa quantité, porter le trouble
dans l'appareil digestif. Jamais l'art ne se montra
mieux que dans de telles médications.

Après les fièvres intermittentes pernicieuses cardialgiques, je crois pouvoir dire que rien n'est
plus propre à répandre du jour sur le genre de
lésion qui constitue ces affections, que les exemples de fièvres intermittentes pernicieuses *pleurétiques ou péripneumoniques ;* car la phlegmasie aiguë des organes respiratoires qui se manifeste alors,
fournit, dans la croûte inflammatoire du sang tiré
par la lancette, et dans l'expectoration sanguinolente, lorsqu'elle s'y joint, une preuve matérielle
de ce qui se passe dans l'intérieur, preuve con-
cluante alors même qu'on n'avait pas encore trouvé le moyen d'acquérir une certitude physique des
changemens éprouvés par les organes dont il s'agit.

Fièvre intermittente pernicieuse pleurétique. Guérison par le quinquina.

« Un ouvrier de Luxembourg, âgé de 30 ans, d'un tempérament sec, étant occupé à battre le blé, fut saisi d'abord d'un frisson, ensuite d'un froid violent, auquel succédèrent une courte chaleur et une soif intense ; le symptôme principal était une douleur excessive au côté gauche, qui gênait considérablement la respiration. Forcé d'abandonner son travail, il alla se mettre dans son lit ; la fièvre persista à peu près dix-huit heures dans le même état, et il eut, enfin, une rémission sensible ; le surlendemain au matin, le malade se trouva mieux encore. Quoiqu'il fût un peu faible, que le point de côté persévérât et qu'il restât encore un peu de fièvre, il se remit à l'ouvrage ; mais, vers le soir, tous les accidens reparurent, il regagna sa maison et son lit. Lautter fut appelé : il trouva le malade avec une fièvre très considérable ; le pouls était dur, la respiration était douloureuse, pénible et presque éteinte ; le point de côté était très aigu ; il n'y avait ni toux ni efforts pour la provoquer. D'après l'histoire de la maladie, le médecin reconnut aussitôt une fièvre intermittente pernicieuse, marquée par le symptôme qui prédomine dans la pleurésie : ne pouvant de suite attaquer de front cette fièvre, parce que l'exacerbation était alors à son plus haut degré de vigueur, il s'occupa de tempérer la violence des accidens ; il fit tirer du bras situé du côté affecté dix onces de sang, *qui se couvrit de la croûte phlogistique;* il fit appliquer sur la partie douloureuse un cataplasme émollient qu'on avait soin de renouveler. Intérieurement, il administra une décoction d'orge avec l'oxymel simple et le nitre, etc. : le malade fut soulagé, sa respiration devint plus facile, le point de côté diminua; la nuit cependant se passa dans l'insomnie, avec une chaleur et une soif excessives.

Le jour suivant, le pouls manifesta, à la vérité, moins de fréquence; il ne fut pas dur; il y eut cependant beaucoup de fièvre; la douleur de côté persista; l'urine, très-rouge, déposa un sédiment briqueté; les symptômes étaient très adoucis; mais comme ils n'avaient pas cessé, on continua l'usage des précédens remèdes. Le soir, le malade retomba totalement dans son premier état : le lendemain au matin, il n'y avait encore aucun changement notable, excepté que la douleur aiguë du côté gauche disparut pour un instant; mais elle ne tarda pas à reprendre son siége; l'urine n'avait pas changé depuis la veille, la peau était toujours froide, etc. Lautter reconnut bientôt le caractère pernicieux de la fièvre; il profita de la rémission pour administrer trente-deux grammes (une once) de quinquina dans l'espace de vingt-quatre heures; le redoublement qui suivit fut très modéré, et, en continuant d'administrer la même substance, le malade se trouva radicalement guéri. »

Dans ce fait (rapporté par M. Alibert), on voit le sang provenant de la saignée offrir la couenne inflammatoire. Lautter ne se trompe pas sur le caractère de la maladie ; et cependant il laisse encore écouler du temps avant de donner le quinquina qui en opère bientôt la cure radicale ! Dans ce cas, je dirai des nerfs des poumons, ce que je disais tout à l'heure des nerfs de l'épigastre, savoir : que leur sensibilité, altérée par ce qui constitue la fièvre intermittente, a produit l'inflammation de la plèvre et peut-être du poumon, inflammation qui ne pouvait être combattue que par de fortes doses de quinquina prises à l'intérieur dans l'intervalle des paroxismes ou des accès.

Voici un exemple de fièvre intermittente pernicieuse pneumonique, que j'ai d'autant plus de plaisir à citer, qu'il a été recueilli dans un établissement auquel j'ai appartenu, et dans le service du professeur Tourdes, dont le caractère et les talens honorent également la médecine (1).

« Pegnet, soldat au 10° régiment de ligne, présente, du 3 au 5 Juin 1832, une complication violente de symptômes cérébraux et gastriques, combattus avec succès par une saignée de douze onces et trente sangsues appliquées aux tempes et à l'épigastre. Le 5 Juin, dans l'après-midi, oppression de poitrine, douleur et matité légère à la partie supérieure du thorax, toux, expec-

____

(1) Essai sur la fièvre pernicieuse (thèse) ; par Gabriel Tourdes (fils) ; Strasbourg, 1832.

toration sanguinolente, fièvre forte, sueur partielle. — Le 6, pouls moins fréquent, sonoréité du thorax presque naturelle; épigastralgie très vive; douleur nulle à la poitrine; vingt sangsues à l'épigastre : le soir, point d'exacerbation notable. — Le 7, à trois heures, agitation très vive, délire, crachats sanglans, matité augmentée, diminution du bruit respiratoire à droite, respiration puérile à gauche, peau brûlante, pouls fréquent, fort et dur : saignée de huit onces. — Le 8, abattement profond, pouls moins fort, rémission des symptômes thoraciques : bouillon, eau gommeuse, émulsion nitrée. — Le 9, à la même heure que l'avant-veille, matité et absence complète du bruit respiratoire; coma profond, mâchoires serrées l'une contre l'autre, visage et cou baignés de sueur, pouls lent : sinapisme sur la poitrine; réveil presque subit, avec une vive exaltation cérébrale qui ne se calme qu'au milieu de la nuit. — Le 10, sueur générale et copieuse; délire nul, matité faible, bruit respiratoire sensible; calme : quatre grains de sulfate de quinine sont prescrits. La même dose, répétée les jours suivans, a fait disparaître comme par enchantement tous les phénomènes morbides, matité, absence du bruit respiratoire, expectoration sanglante, céphalalgie, délire, élévation du pouls, chaleur fébrile, etc. La toux seule s'est montrée plus rebelle. La convalescence a été rapide : l'appétit et les forces ont reparu presque subitement. Peguet, complètement guéri, est sorti de l'hôpital militaire de Strasbourg, le 27 Juin, après y être resté vingt-quatre jours. »

Cette fièvre, du type tierce, a commencé par des symptômes cérébraux et gastriques qui ont exigé la saignée et une application de sangsues. Plus tard elle a offert des symptômes d'inflammation du poumon droit, qui revenaient comme les accès et se dissipaient dans leur intervalle, comme l'a prouvé le stéthoscope. Les crachats sanglans, le son mat de ce côté de la poitrine, l'absence du bruit respiratoire tandis que la respiration était exagérée du côté gauche, ne peuvent laisser aucun doute à cet égard, si l'on songe à l'absence de ces caractères dans les temps de calme. Le cinquième jour de la maladie, la saignée est renouvelée, mais c'est contre les symptômes d'inflammation de poitrine. Le lendemain le calme se prononce de nouveau. Le septième jour (9 Juin), retour des symptômes thoraciques avec coma profond, mâchoires serrées, sueur sur le visage et le cou, pouls lent, etc. Le lendemain la sueur devient générale, copieuse, et tout s'améliore : ce n'est qu'alors qu'on commence l'administration du sulfate de quinine, qui, quoique donné à faible dose, paraît contribuer à dissiper les accidens. Dans ce fait, il n'est pas question du retour des frissons pour annoncer celui des accès ; mais nous avons vu (pages 146 et 152) que les accès de fièvre intermittente pernicieuse pouvaient fort bien avoir lieu sans frissons. Si, dans l'observation précédente, les douleurs pleurétiques auraient pu être regardées comme seulement nerveuses ou sans inflammation, dans celle-ci les crachats sanglans, le son mat de la poitrine, et l'absence complète (le 9 Juin) du bruit respiratoire, ne peuvent laisser aucun doute sur l'inflammation réelle du tissu du poumon droit, qui est elle-même intermittente, tant il est vrai qu'elle est sous l'influence de l'affection nerveuse ou fébrile.

Cette manière d'envisager les symptômes de l'affection pectorale dans les cas dont il s'agit, paraît encore plus fondée lorsqu'on observe ce qui se passe dans la fièvre intermittente pernicieuse dyspnéique.

« Une femme âgée de 40 ans, dit M. Alibert, d'après Galeazzi (page 77), habituée à vivre dans la campagne, avait été atteinte d'une tierce simple dont elle avait été délivrée par le quinquina; mais ayant négligé de faire un usage ultérieur de cette substance, et ayant repris trop tôt ses occupations et sa vie laborieuse, elle fut saisie d'une toux opiniâtre, et d'une telle difficulté de respirer, que la malade était continuellement forcée de se tenir assise sur son lit, ou de se coucher seulement sur un côté. A ces symptômes se joignait une fièvre considérable, dont les exacerbations avaient lieu la nuit; la malade crachait quelquefois avec peine, mais abondamment, une matière épaisse, assez semblable à du pus. On administra vivement la saignée et plusieurs remèdes émolliens, expectorans et édulcorans. Comme il y avait une extrême prostration des forces et une maigreur universelle, en sorte que le médecin qui l'avait soignée prenait cette affection pour une phthisie commençante, par le conseil de Galeazzi, on fit prendre à cette femme l'écorce du Pérou, à la quantité de huit grammes (deux gros) chaque matin, aux heures les plus éloignées de l'exacerbation, sans négliger les médicamens qui pouvaient favoriser l'expectoration. La malade avait pris à peine trente-deux grammes (une once) de quinquina, que la difficulté de respirer s'apaisa considérablement ; la fièvre et les quintes de toux diminuèrent, et, enfin, la malade ne tarda pas à se rétablir parfaitement, après avoir continué l'usage de l'écorce du Pérou pendant quelques jours lorsque les paroxismes avaient déjà cessé. »

L'expectoration abondante d'une matière assez semblable à du pus n'exclut pas l'idée que la difficulté de respirer était d'abord nerveuse et fébrile. Le retour de cette névrose a pu produire une irritation, sinon une phlegmasie du poumon qui rendit sa surface interne capable d'élaborer une semblable excrétion. La promptitude avec laquelle l'emploi du quinquina a fait disparaître un ensemble de symptômes qui simulait une phthisie commençante, dit assez quelle était la nature du mal.

Il est inutile d'ajouter d'autres exemples d'affection de poitrine dominante au milieu des accès de fièvre intermittente pernicieuse. Je crois également superflu, lorsque j'ai rapporté une obser-

vation de fièvre intermittente pernicieuse carditique, de citer des affections de ce genre se présentant sous la forme syncopale. Ces cas, assez
nombreux pour être connus de tous les praticiens,
ne peuvent trouver place dans un travail où il
s'agit moins de signaler leur existence, que de les
interpréter. C'est ainsi que, parlant de la fièvre
intermittente pernicieuse cardialgique ou épigastralgique, je me suis abstenu de faire mention
de la cholérique, non moins facile à comprendre
par ce qui a été dit à leur occasion.

Je dois me hâter d'en venir aux fièvres intermittentes pernicieuses que caractérisent des symptômes d'affection cérébrale, telles que sont la *cé-
phalalgique*, la *délirante*, la *convulsive*, la *comateuse*, etc., etc. Je puis dire qu'ici j'entre tout-
à-fait sur le terrain de l'opinion que j'ai émise
relativement à la nature des fièvres intermittentes :
j'ai énoncé qu'elles consistaient essentiellement dans
une lésion du système nerveux cérébral, annoncée par des altérations périodiques de la calorification dans les cas ordinaires, et dans ceux-ci
par des altérations de la sensibilité cérébrale (les
céphalalgiques), des fonctions intellectuelles (les
délirantes), de l'influence contractile (les convulsives), de l'activité vigilante du cerveau qui tombe
alors dans le collapsus (les comateuses ou soporeuses), et par tant d'autres variétés des déran-
gemens que peuvent éprouver les fonctions ou l'influence cérébrales.

Si, pour aborder plus directement la question,

j'ouvre l'ouvrage de M. Bailly, je vois que la plupart des fièvres qu'il a observées à Rome, pendant les années 1821 et 1822, et qui ont entraîné la mort, étaient des intermittentes comateuses avec ou sans convulsions, avec ou sans délire, etc., etc. Les affections des autres parties pouvaient varier, mais l'affection comateuse pendant la vie, et l'altération du cerveau ou de ses membranes après la mort, étaient presqu'invariables.

Le malade qui fait le sujet de sa première observation n'est resté à l'hôpital que du 2 au 4 Juillet (1822) au soir. Je dois remarquer, dès à présent, que tous ceux observés par M. Bailly, dont il est fait mention dans son ouvrage, l'ont été dans la saison des chaleurs. Il se trouve que l'accès de fièvre dans lequel celui-ci succomba, et le seul, dans cette maladie, dont on ait précisé l'heure d'invasion, vint le 4 Juillet à midi. Presque toutes les fois qu'on indique l'heure du retour des accès fébriles dans cet ouvrage, on voit qu'il a lieu le jour, et surtout vers le milieu de la journée, si les forces vitales n'ont pas encore été détruites par le mal, ou si le mal n'a pas été sensiblement entravé dans sa marche par les remèdes. Or, c'est un phénomène bien digne de remarque que ce froid qui se saisit de ces malades vers midi, aux mois de Juillet, d'Août, de Septembre, c'est-à-dire pendant les plus grandes chaleurs de l'été, sous le ciel embrasé de Rome (1).

____

(1) Lorsque je fis la remarque de cette coïncidence du

Ce malade meurt promptement; mais comme
on trouve, avec d'autres lésions, une grande quantité de vers lombrics dans les intestins, où ils étaient
réunis en pelotons, je ne dois pas citer cette observation comme preuve.

La seconde observation est de Werlhoff, et sans
autopsie.

Je crois devoir rapporter textuellement la troisième.

Fièvre intermittente pernicieuse, convulsive, comateuse.
Séjour à l'hôpital du 2 Août au 5 *idem* au soir. — Autopsie : *arachnitis, gastro-entérite légère.*

« Pierre Donati, âgé de 28 ans, d'une bonne
constitution, fut apporté à l'hôpital du St-Esprit,
à Rome, le 2 Août 1822, et placé au n° 12.

---

retour des accès avec l'élévation du soleil au-dessus de
l'horizon, j'étais en Morée : je n'avais jamais lu l'ouvrage
de M. Bailly ; jamais je n'avais eu connaissance de son
opinion à ce sujet. Cet auteur l'attribue à l'exagération
de l'influence qu'exerce sur le reste du système nerveux
la congestion quotidienne qui s'établit dans l'abdomen
lorsque l'homme quitte, tous les matins, la position ho-
rizontale pour se tenir debout, congestion qui agit, dit-
il, sur le système nerveux abdominal. Je trouve beaucoup plus naturel d'en reconnaître la cause dans l'influence solaire, et cette opinion se trouve consignée
dans un mémoire sur ce sujet dont j'ai déjà parlé, et
que je présentai à l'Institut de Paris, à mon retour de
Morée, à la fin de Décembre 1830. La différence des saisons influe sur l'apparition des accès, de manière à faire
croire que l'opinion de M. Bailly est sans fondement.

Vers une heure et demie après midi, il fut pris d'un accès de fièvre qui commença par un froid excessif suivi d'une vive chaleur, de stupeur ; il était couché sur le dos, avait les yeux à demi-ouverts, se réveillait quand on lui parlait, et retombait ensuite dans le coma. Le pouls était fréquent et fort, la peau brûlante ; la nuit, il survint une sueur abondante qui se manifesta par grosses gouttes sur le cou, la tête et tout le corps ; les facultés intellectuelles revinrent, et le matin il fut en état de répondre sur sa santé ; il prit *plusieurs onces* de quinquina.

Le 3, la fièvre revint à *midi et demi,* débuta par un froid très violent, suivi de chaleur, de stupeur plus profonde, mais cependant il se réveillait toujours ; quand on l'appelait, il ouvrait les yeux ; les avant-bras étaient fléchis sur les bras, on ne pouvait les étendre ; la mâchoire inférieure était fortement serrée contre la supérieure, et empêcha de voir l'état de la langue. Peau d'une sensibilité obtuse ; décubitus sur le dos ; ventre indolent sous la pression. A deux heures après midi, sueur générale, mais non aussi abondante que la première. Le soir, retour du sentiment et de l'intelligence, cessation des contractions des bras, mais idées moins claires : autres doses de kina.

Le 4, troisième jour de son arrivée, le matin, à sept heures et demie, pouls fréquent, stupidité, air d'ivresse. *A onze heures,* retour du froid, qui fut moins intense et plus court ; fièvre plus violente, stupeur plus profonde ; coma, retour de

la rigidité des membres, soubresauts des tendons;
toujours décubitus sur le dos, pouls plein et fort.
A trois heures et demie après midi, sueur, mais
moins copieuse; après la sueur, impossibilité de
répondre et de reconnaître son état; cessation des
contractions. Le 5 Août, *à neuf heures du matin,*
nouvel accès de fièvre, froid plus court, chaleur
plus vive, contraction des avant-bras, coma, respiration gênée, râle. Mort à dix heures du soir.

Ouverture douze heures après. Vive inflammation de toute l'arachnoïde, sérosité entre les
circonvolutions, engorgement des vaisseaux qui
rampent sur elles, injection des vaisseaux de la
lyre dans les ventricules. Le cerveau étant enlevé,
il s'écoule de la cavité du crâne une demi-livre de
sang; quelques points de couleur rosée dans l'estomac et les intestins; foie gorgé de sang; rate volumineuse et facile à déchirer; rien dans la poitrine. »

Sur le cadavre de ce malade on trouva, dit-on,
une inflammation de l'arachnoïde; mais on ne
parle pas d'exsudations albumineuses à sa surface;
il n'y en avait sans doute pas. Dès-lors, les caractères de l'inflammation restent douteux, et il a
pu n'y avoir qu'injection des vaisseaux de cette
membrane; car l'état de contraction des bras et
de la mâchoire était intermittent comme les accès.
Si l'inflammation se dissipait dans les intermittences, elle a donc pu ne pas être évidente après
la mort. La sérosité qu'on remarque entre les circonvolutions cérébrales était infiltrée entre l'arach-

noïde et la pie-mère, ce qui se voit sans inflammation de ces membranes. Le volume augmenté
de la rate, et la facilité avec laquelle on pouvait déchirer son tissu, sont ce qu'il y a de fréquent après
les fièvres intermittentes pernicieuses. On ne dit
pas si ce malade avait la rate engorgée avant sa
dernière maladie, ni depuis quand il avait la fièvre. Je dois insister, dès à présent, sur l'état dans
lequel on a trouvé l'arachnoïde sur ce cadavre et
chez la plupart de ceux dont il est fait mention
dans l'ouvrage dont il s'agit.

L'auteur semble disposé à croire que, dans ce
cas et dans la plupart de ceux qu'il rapporte et
qui sont analogues, l'arachnoïde étant la première
affectée dans le crâne, réagit sur le cerveau, ce
qui détermine les mouvemens convulsifs ou la contraction permanente des membres pendant les accès. Il s'étonne de ce que, chez ce malade, les
bras sont faiblement fléchis pendant le premier
accès, et cependant il y avait coma. « Serait-ce,
dit-il, parce qu'ici le cerveau étant malade, ne
peut plus permettre la contraction des muscles? »
et il répond négativement, en ajoutant des explications que je dois me dispenser de rapporter. Je
ferai remarquer d'abord que le texte de l'observation ne dit pas que les bras fussent même faiblement fléchis le premier jour de l'entrée du malade à l'hôpital; et que l'assertion contraire, qui
se trouve dans les commentaires, peut tenir à une
prévention ou à une opinion préconçue.

Je crois que c'est en partant de ce point, ou

parce qu'il apporte cette disposition d'esprit dans ses recherches, qu'il voit, sur presque tous les cadavres qu'il ouvre à la suite de ces fièvres, des inflammations de l'arachnoïde ; tandis que les procès-verbaux des autopsies n'en offrent que des caractères équivoques et contestables. Il faut aller jusqu'à la quatorzième observation pour voir énoncer que « l'arachnoïde était opaque dans plusieurs points *par une fausse membrane.* » Jusqu'alors il n'est question que de l'injection des vaisseaux de cette membrane, de la sérosité sous-jacente, etc., enfin, de caractères qui doivent laisser des doutes dans l'esprit de tout observateur impartial.

Dans la troisième observation, le coma a évidemment précédé la contraction des membres. Il paraît donc que le cerveau a été affecté avant ses membranes. On n'en sera pas étonné si l'on se rappelle la manière dont l'expérience m'a conduit à envisager les fièvres intermittentes simples et pernicieuses. Si cette opinion est fondée, et je dois la croire telle, puisqu'elle est le résultat de l'observation, la substance cérébrale doit être affectée la première par les causes capables de produire ces fièvres. Il est, en effet, beaucoup moins facile de concevoir que celles-ci aillent atteindre l'arachnoïde, lorsque nous les voyons tous les jours produire des fièvres simples, accompagnées de plus ou moins de céphalalgie, et qui se passent avec la plus grande facilité, sans donner lieu au moindre danger. Mais lorsque le cerveau est affecté d'une manière grave, comme dans les fièvres intermittentes pernicieuses soporeuses, il peut et il doit arriver que ses membranes, dans lesquelles les vaisseaux sanguins se ramifient avant de pénétrer sa substance, soient injectées ; d'où résulte leur excitation, leur irritation et même leur phlogose ou leur inflammation, même avec production de fausses membranes, comme l'auteur dit l'avoir vu sur le cadavre du malade qui fait le sujet de la quatorzième observation. Telle est, je crois, la manière dont tous les praticiens envisageront la production successive des accidens : au lieu de la céphalalgie, ordinaire dans presque toutes les fièvres intermittentes, il y a, dans les fièvres intermittentes pernicieuses comateuses, affection plus prononcée de la substance cérébrale. Cette affection entraîne, par la congestion qu'elle détermine ou d'une autre manière, l'irritation des membranes qui enveloppent le cerveau, laquelle n'a pas besoin d'être portée jusqu'à l'inflammation pour donner lieu à des accidens qui lui sont propres, tels que la contraction plus ou moins prononcée des membres pendant les accès, le délire, une violente céphalalgie, etc. Ainsi, la fièvre intermittente pernicieuse comateuse est presque toujours en même temps convulsive ; et quoique les fièvres intermittentes proviennent d'une lésion spéciale du système nerveux, elles ne sont pas les seules à agir de la sorte et à produire de semblables désordres : nous voyons fréquemment les gastro-entérites aiguës réagissant sur la masse encéphalique, l'exciter, troubler ses fonctions, et produire l'injection des membranes délicates qui l'enveloppent, avec infiltration sous-jacente à l'arachnoïde, sans que celle-ci ait éprouvé autre chose qu'une congestion, voisine, si l'on veut, de la phlegmasie ou de l'état inflammatoire.

Il est tellement vrai que, dans les fièvres intermittentes pernicieuses, le cerveau est affecté d'une manière spéciale, que le coma, qui est ordinairement un symptôme final des affections les plus graves du cerveau, se dissipe dans l'intervalle des accès, ne laissant, après la mort, dans la substance cérébrale, d'autres traces de son existence que l'injection des vaisseaux sanguins, avec augmentation de l'exhalation de la sérosité qui s'y trouve ordinairement; tandis que, après les autres affections du même organe où le coma s'est prononcé, on trouve, à l'autopsie, les lésions de son tissu les plus marquées et les plus étonnantes. Il est curieux de comparer, sous ce rapport, l'ouvrage de M. Bailly avec celui du professeur Lallemand, sur l'encéphale. Dans le premier, on ne voit sur les cadavres que les traces de congestion sanguine et d'exhalation séreuse du cerveau, avec plus ou moins de ce ramollissement général et uniforme dont je viens de parler, comme effet des fièvres intermittentes pernicieuses comateuses; tandis que dans l'autre, toutes les fois qu'il y a eu coma, on trouve, dans le cerveau, des désordres plus ou moins circonscrits et prononcés, avec altération, destruction même de la substance cérébrale et cérébelleuse. Dans les premiers cas, c'est l'ensemble de l'organe ou ses propriétés qui sont affectés ; dans les autres, c'est un point plus ou moins étendu de sa substance qui s'affecte d'abord, ne devant entraîner que consécutivement le trouble des propriétés générales et des fonctions, à mesure que la lésion locale s'agrandit ou s'aggrave ; ce qui amène ordinairement une mort inévitable.

On peut donc concevoir que si, dans les fièvres intermittentes pernicieuses comateuses, l'arachnoïde et la pie-mère s'enflamment, cela arrive fort rarement ; et que, lorsque leur inflammation est réelle, on peut la regarder comme produite par l'affection du cerveau que ces membranes enveloppent, inflammation analogue à ces phlegmasies de la plèvre produites par les fièvres intermittentes pernicieuses pleurétiques dont nous avons déjà parlé. Nous avons suffisamment exposé que, dans ces cas, la pleurésie était sous la dépendance de l'affection nerveuse qui constituait la fièvre, et que, comme elle, cette inflammation se dissipait dans l'intervalle des accès.

En avançant dans cet examen, il va devenir plus nécessaire de se rappeler ce que nous avons dit des fièvres intermittentes pernicieuses épigastralgiques (applicable aux fièvres cholériques), pleurétiques, pneumoniques, dyspnéiques, carditiques, syncopales, pour comprendre de quelle manière arrivent les affections de l'estomac, de la rate, des intestins, du foie, qu'on trouve souvent après les fièvres intermittentes pernicieuses comateuses,

avec mouvemens convulsifs, etc. Dans les fièvres
intermittentes pernicieuses, caractérisées par les
symptômes dominans que nous venons d'énumé-
rer, nous avons vu que le fond de la maladie était
une fièvre intermittente grave, et qu'il y avait de
plus une névralgie intense de l'épigastre, de l'estomac, de la plèvre, des poumons, du cœur,
etc., qui pouvait amener l'inflammation de ces
organes, visible surtout dans ceux de la respiration. Nous savons, en outre, que si, dans les
fièvres intermittentes ordinaires, la rate s'affecte,
c'est toujours consécutivement. Or, lorsqu'après
les fièvres intermittentes pernicieuses comateuses
ou autres, on trouve des affections de la rate, des
inflammations de l'estomac, des intestins, des dégénérescences rapides du tissu du foie, on est d'autant plus conduit à les concevoir de la même manière, que les symptômes qui ont précédé la mort
n'ont été que ceux de la fièvre, et non point ceux
de ces affections locales. Lorsqu'il y a, par exemple, inflammation de l'estomac ou des intestins,
comme dans l'observation n° 3, qui a donné lieu
à ces réflexions, et bien plus encore dans d'autres, que nous aurons occasion de rapporter, on
ne voit nullement, pendant la vie, se montrer les
symptômes de la gastrite ou de l'entérite, qui sont
si connus. Ce ne sont point eux qui entraînent la
mort; car on sait de quelle manière ces affections
la produisent, et ce n'est point comme les fièvres intermittentes pernicieuses dont nous parlons. Nous
pouvons donc dire que, dans la plupart de ces

cas, l'inflammation de ces viscères est en partie un effet de la fièvre, ou produite par l'influence nerveuse qu'exerce sur l'estomac et sur les intestins la lésion du système nerveux cérébral qui constitue l'affection fébrile. Il est, dans les observations de M. Bailly, une circonstance qui semble mettre hors de doute cette irritation nerveuse secondaire de l'appareil digestif : ce sont les invaginations de l'intestin grêle. On ne saurait nier qu'une affection nerveuse ou spasmodique préside à ces intus-susceptions du tube digestif, qu'on rencontre si rarement dans la pratique ordinaire : elles sont si fréquentes dans les fièvres intermittentes pernicieuses, que quatre (observations 5ᵉ, 10ᵉ, 12ᵉ, 19ᵉ) des cadavres ouverts par M. Bailly en ont offert, et même plusieurs (deux sur celui de la 10ᵉ observation, trois sur celui de la 19ᵉ, cinq sur celui de la 12ᵉ). Il est difficile de croire que ce soit le hasard qui les ait fait trouver dans cette proportion après ces maladies. Il est plus naturel de penser que la sensibilité du système nerveux cérébral étant profondément altérée dans les fièvres intermittentes pernicieuses, son influence sur le tube digestif l'est aussi; et que, de même qu'il en résulte des invaginations, il peut en résulter des gastrites et des entérites plus ou moins intenses, plus ou moins étendues, comme, dans d'autres cas, nous avons vu la plèvre, les poumons, etc., s'enflammer incontestablement par cette cause. C'est de là que provient sans doute l'aspect luisant satiné qu'offre la masse intestinale en pareil cas.

On sait la sympathie qui fait que des abcès se développent dans le foie à la suite des plaies de tête, autrement dit des inflammations du cerveau. L'altération profonde ou vitale de ce dernier organe, qui a lieu dans les fièvres intermittentes pernicieuses, ne pourrait-elle pas produire une décomposition rapide du foie, comme celles que l'auteur dont je viens de parler a trouvées dans ses recherches? Après une fièvre intermittente pernicieuse comateuse, le foie s'est offert à lui dans un état de décomposition et de ramollissement, qu'on ne peut mieux comparer qu'au ramollissement de la rate tombant en déliquium (observation 7e, la 8e qu'il cite). Assurément ce n'était pas là une inflammation ordinaire de l'organe hépatique; et si cette fonte putride et rapide d'un viscère aussi volumineux est rare après les fièvres intermittentes pernicieuses, si celles-ci tuent ordinairement sans donner lieu à une aussi insolite dégénérescence de son tissu, doit-on ou peut-on, lorsqu'elle existe, la regarder comme la cause de ces maladies périodiques? Non, sans doute.

C'est surtout lorsqu'on songe à la fréquence des affections de la rate, trouvées sur les cadavres des individus morts de fièvre intermittente pernicieuse, qu'il devient important de se faire des idées justes sur ce genre de lésion. Faut-il, parce que la rate est fréquemment augmentée de volume sur ces cadavres, molle, facile à déchirer, dire que cette lésion est la cause la plus ordinaire des fièvres intermittentes pernicieuses comateuses ou autres ? Je ne le pense pas. Qu'on se rappelle, je ne saurais trop le répéter, ce que sont les fièvres intermittentes simples, de quelle manière se développent les variétés que nous venons d'analyser, l'influence de la tête sur l'abdomen, la constance des symptômes cérébraux dans la plupart des fièvres intermittentes pernicieuses, l'absence des symptômes d'affection abdominale dans leur cours (dans celui des comateuses, convulsives, délirantes, etc.); qu'on songe qu'un assez grand nombre de ces maladies sont les mêmes et tout aussi promptement mortelles, quoiqu'on ne trouve, après la mort, aucun indice d'affection du viscère splénique, comme les observations 7, 8, 13, 14, 17, 40, de M. Bailly en offrent des exemples, et l'on verra qu'il n'y a pas lieu de faire exception pour cet organe, et qu'il subit comme les autres, et plus que les autres, la loi ou l'influence du système nerveux, dans lequel résident essentiellement les forces de la vie. Que si l'on admet que le liquide sanguin peut aussi être directement affecté par les causes qui produisent le plus puissamment les fièvres intermittentes pernicieuses, comme sont les exhalaisons des marais, on sera peut-être encore moins étonné qu'un organe dont le parenchyme est aussi constamment pénétré de sang, soit plus facile à s'altérer sous l'influence nerveuse, qui semble ne plus présider, dans ces maladies, qu'à la décomposition de quelques parenchymes.

Est-il nécessaire de prouver que, lorsque ces lésions consécutives sont parvenues à un certain degré de développement, elles peuvent ajouter leur danger et leur influence nuisible à celle de l'affection nerveuse qui les a produites? Si les viscères de l'abdomen ne reçoivent plus d'influence vivifiante du cerveau, ils peuvent, affectés à leur tour, l'influencer d'une manière nuisible. Telle est probablement en partie la cause de l'affection comateuse; ou, pour mieux dire, de cette somnolence plus ou moins profonde, etc. , qu'on observe dans les fièvres intermittentes pernicieuses, sans que la substance du cerveau soit aussi physiquement altérée que dans les autres affections de nature réellement inflammatoire de cet organe, qui se manifestent par le coma avec d'autres signes.

Maintenant il sera plus facile de sentir combien est peu fondée l'opinion des personnes qui, voyant qu'on trouve des affections de l'appareil digestif, après la mort occasionée par les fièvres intermittentes pernicieuses, disent que ces fièvres-là aussi sont produites par des inflammations ou des lésions de tissu continues, donnant lieu à des symptômes intermittens. M. Bailly ayant réuni un assez grand nombre d'ouvertures de ces cadavres, on ne manque pas de s'appuyer de son témoignage pour soutenir cette idée qu'on peut dire née de l'irréflexion. Mais, de ce que des altérations peuvent se voir en même temps après la mort, il ne s'ensuit pas qu'elles se soient développées simultanément pendant la vie, et M. Bailly le dirait, qu'on ne devrait pas le croire si les faits qu'il rapporte prouvent le contraire. Or, M. Bailly ne le dit même pas. Voici ses expressions, qui ne peuvent laisser de doute à cet égard (page 310).

« Nous avons, dit-il, un moyen de reconnaître si les phénomènes qui accompagnent une fièvre intermittente sont la cause de la fièvre, ou s'ils sont ses effets. C'est d'examiner s'ils vont en augmentant, comme l'accès ; car, dans ce cas, nous serons sûrs qu'ils ne seront pas primitifs. Nous avons déjà cette conviction pour les fièvres pernicieuses comateuses, pleurétiques, arachnitiques, convulsives, délirantes, etc. Nous sommes encore persuadés que toutes les injections vasculaires intermittentes tiennent primitivement à l'action d'un organe interne qui est affecté ; nous avons vu que le système nerveux pouvait exciter des ophthalmies intermittentes, comme le cerveau produit l'injection de la face ; nous devons maintenant faire la même application à ces injections, à ces inflammations de l'estomac, du foie, de la rate, du péritoine, que nous avons trouvées à l'ouverture des cadavres de ceux qui ont succombé aux fièvres pernicieuses que nous avons observées. Tous ces organes ont été injectés par suite d'une excitation nerveuse, comme le cerveau ou l'arachnoïde sont injectés dans l'épilepsie, par suite de cette excitation particulière qui monte d'un ganglion nerveux situé au bras ou à la jambe. Une fois l'injection produite, elle détermine alors les accidens qui résultent de la lésion de l'organe qui en est le siége ; il y a par conséquent complication et réunion de deux ordres de phénomènes, dont les uns, nerveux, appartiennent au système nerveux primitivement affecté, et dont les autres viennent de l'organe sur lequel ce système vient de déterminer une congestion plus ou moins désorganisatrice.

Si les inflammations dont nous avons rapporté tant d'exemples étaient la cause même de la fièvre intermittente, comment concevrait-on la possibilité de leur guérison par le quinquina, par l'opium ou autres médicamens de cette nature? tandis que, en admettant que ces remèdes agissent d'une manière spéciale sur le système nerveux, qui n'est plus alors en état d'exciter une augmentation de la circulation, on conçoit facilement la suppression de la fièvre, puisque les forces nerveuses ne peuvent plus agir sur le système vasculaire. »

Si je me borne à citer ce passage, ce n'est pas qu'il soit le seul aussi favorable à l'opinion que j'ai émise. J'aurais pu en rapporter plusieurs autres empruntés, par exemple, aux pages 320, 357, 419, 427, 435 du même ouvrage, qui ne le sont pas moins ; et malgré quelques contradictions que je ne dois pas me charger de concilier, de pareilles assertions n'en sont pas moins des aveux dont il faut prendre acte.

Disciple d'une autre école, mais pratiquant la médecine sous le ciel de l'Italie, où les fièvres intermittentes sont si fréquentes, Tommasini a émis sur ces maladies, dans ses conférences cliniques, des opinions trop précieuses par leur accord avec ce qui précède, pour que nous ne les citions pas ici. A propos d'une fièvre intermittente tussiculeuse, il dit :

« Puccinotti a trouvé des traces d'inflammation non équivoque dans les cadavres de certains individus morts à la suite de fièvres intermittentes pernicieuses. Mais, ou ces fièvres étaient plutôt rémittentes qu'intermittentes, ou bien les inflammations dont il parle doivent être considérées comme un effet des accès que l'art n'avait pas réussi à couper. Les phénomènes graves et les désordres multipliés de l'économie, qui sont un produit des accès fébriles et en font partie, occasionent (immédiatement ou par réaction) des turgescences vasculaires, des congestions phlogistiques, qui, dans un grand épuisement de la vie, peuvent même dégénérer en gangrène. Mais ces dégénérescences n'auraient pas eu lieu si les accès avaient été interrompus ; il n'y a pas de raison de les croire antérieures aux accès ; à coup sûr, leur existence n'est attestée que dans les cadavres de ceux chez qui la fièvre pernicieuse n'avait pu être domptée.

Afin de se pénétrer de l'application que l'on peut faire de ces principes au malade qui donne lieu à ces considérations , M. Tommasini rappelle combien était violente la toux dont chaque accès de fièvre quotidienne était accompagné ou même formé en grande partie. Cette toux, pendant dix ou douze heures que durait l'accès, avait toutes

les apparences d'un symptôme de pneumonie. Il
avait craint d'abord que les bronches ne fussent
enflammées ; aussi lui parut-il convenable de faire
précéder d'une saignée l'administration du sulfate de quinine. Cependant le sang ne présenta
aucun indice de condition phlogistique; la saignée
fut parfaitement inutile, puisqu'elle ne réussit ni
à prévenir les accès, ni même à modérer la toux.
La fièvre cessa par l'usage du sulfate de quinine,
et avec elle disparut immédiatement la toux dont
il ne resta aucune trace. Or, supposons que, par
une prédisposition morbide des veines du poumon ou de la muqueuse des bronches, une rup-
ture de vaisseaux et une hémorrhagie fussent
arrivées pendant ces quintes terribles et non inter-
rompues; dans ce cas on aurait eu la pernicieuse
hémoptoïque (et probablement même les dangers
et les résultats d'une hémorrhagie des vaisseaux
pulmonaires) : mais l'hémoptysie et ses conséquences plus ou moins graves, suivant la repro-
duction plus ou moins obstinée des accès, eussent été des effets ou des dépendances de ces mêmes
accès. Imaginons qu'au lieu de cette toux férine
chaque accès fébrile eût produit des défaillances
dangereuses, ou bien des crampes d'estomac et
des spasmes cholériques, soit par des dispositions
particulières du malade, soit par une influence
secrète des causes productrices de la fièvre, l'on
aurait eu, dans le premier cas, une pernicieuse
syncopale, dans l'autre, un vomissement continu
pendant dix ou douze heures, c'est-à-dire l'ap-

pareil et les phénomènes de la pernicieuse cholérique. Tout aurait été heureusement dissipé sans
aucune suite grave, si l'on avait réussi à couper
les accès; au contraire., lè malade aurait péri
au troisième accès de la syncopale ou de la cholérique, si le quinquina ou le sulfate de quinine
eût été inefficace. Dans tous les cas, on eût eu
une fièvre périodique semblable à celle qui donna
lieu à ces réflexions, sauf la forme et le degré
supérieur de danger; c'est-à-dire une de ces fièvres où tous les phénomènes font partie de l'accès,
où tout le mal et tout le danger consistent dans
cet accès. Quand le quinquina a coupé le refrain,
pour ainsi dire, de la périodicité, et que l'accès
ne se reproduit plus, il n'est pas croyable qu'il
laisse à sa suite quelque lésion dans les viscères
qui ont été tourmentés. Enfin, si, chez le malade
qui est mort par suite d'une fièvre qu'il a été impossible de couper, il existe des congestions et
des dégénérescences dans les organes internes, M.
Tommasini les regarde comme produites par les
accès, et se croit autorisé à penser que ces altérations qui, une fois formées, ne suspendent jamais leur cours, auraient produit une maladie
et une fièvre continue, si la vie du malade avait
pu durer plus long-temps. »

(Conférences cliniques de M. Tommasini.

Extrait de la Revue médicale, n° de Janvier
1831.)

Mais pour que ces opinions soient mieux appré-
ciées, revenons à des faits.

12ᵉ OBSERVATION (*de l'ouvrage de M. Bailly*).

Fièvre intermittente pernicieuse comateuse, convulsive. Séjour à l'hôpital, du 6 au 9 Juillet. — Autopsie : *arachnitis, céphalite, gastro-entérite, rate diffluente, foie engorgé.*

« Joseph Soavini, âgé de 23 ans, d'une forte constitution, vint le 6 à l'hôpital du Sᵗ-Esprit, à Rome; il fut placé au n° 10. Il était affecté d'un accès de fièvre pernicieuse qui dura toute la journée du 7. Le 8, intermission : quand on lui demande de montrer la langue, il la laisse entre les dents; il a l'air étonné, stupide; ses yeux sont grandement ouverts; cet état dura jusqu'au lendemain soir 9, qu'un nouvel accès revint; la peau était chaude et sèche; pouls plein, fort, 120; un peu de roideur douloureuse dans les bras quand on les étend; coma profond, yeux ouverts, insensibilité, immobilité générale; mort à six heures du soir. Il a pris plusieurs onces de quinquina.

Ouverture : arachnitis intense et générale; substance grise, d'une couleur beaucoup plus foncée qu'à l'ordinaire; substance blanche cérébrale, parsemée, dans toute son étendue, de points rouges extrêmement rapprochés et d'autant plus remarquables, que j'ai pu comparer ce cerveau avec celui de l'observation 42ᵉ, qui était très blanc partout. Engorgement des vaisseaux qui rampent sur les circonvolutions. — Légère inflammation de l'estomac. Intestin grêle contracté sur lui-même dans toute sa longueur, gris à l'extérieur; il présente

cinq invaginations. Rate de six à huit livres; elle
ne semble composée que d'un sang noir grisâtre,
versé dans un réseau à filets très distans. Injection
des vaisseaux mésentériques; foie gorgé de sang qui
s'échappe en abondance des vaisseaux coupés. »

L'état de la rate ne doit pas surprendre après
ce que nous avons dit de cet organe; mais ce que
j'ai déjà exposé ne pouvant servir à faire également apprécier les autres symptômes et résultats
de cette maladie, je dois rapporter les commentaires que l'auteur a cru devoir y ajouter, d'autant plus qu'ils pourront conduire à d'autres réflexions nécessaires à l'éclaircissement du sujet.

« La coloration en brun de la substance corticale (du cerveau) a existé, dit-il, d'une manière
si générale dans ceux qui ont succombé à une fièvre comateuse, pendant laquelle le coma s'est reproduit à chaque accès; et, pendant une grande
partie de l'été, cette loi s'est tellement trouvée
sans exception, que je finissais par m'habituer à
cette nuance qui me paraissait presque naturelle.
Et bien qu'antérieurement je me fusse, en France,
spécialement occupé de l'anatomie du cerveau, et
qu'il me fût resté devant les yeux un type de couleur pour la substance corticale, comme cela arrive à tous ceux qui travaillent habituellement sur
une matière quelconque, cependant, à force de
ne voir que des cerveaux de comateux, ce nouveau
type avait fini par remplacer le premier. Aussi je
saisissais toutes les occasions de comparer ces cerveaux avec ceux d'individus morts de toute autre

maladie : et c'est alors que l'énorme différence qui existait entr'eux était sensible ; car l'anatomie pathologique demande non-seulement beaucoup d'habitude, mais encore des comparaisons continuelles entre les organes sains et ceux qui sont malades. Montrez le cerveau d'un homme qui a succombé à une fièvre comateuse à un médecin qui a peu vu de cerveaux, et, bien certainement, il se croira en droit de nier l'altération qu'il présentera aux yeux de celui qui connaît l'état sain de cet organe. Pendant cette constitution, il a dû nécessairement mourir et sont morts, en effet, des phthisiques, des anévrismatiques, des hydropiques, enfin, des individus atteints de maladies chroniques qui ont amené la mort sans agir sur le cerveau.

Or, la substance grise du cerveau de ces cadavres, mise à côté de celle des comateux, paraissait blanche, comme je l'ai noté dans plusieurs observations. Ceci est un fait que j'ai vérifié tant de fois, qui me paraît si constant, que les médecins de toutes les sectes, s'ils eussent été dans ma position, auraient été forcés de l'admettre, bien que souvent il y ait entr'eux des dissidences d'opinion, lorsqu'il s'agit de constater l'état maladif d'un organe après la mort. Ces états maladifs sont souvent si peu marqués, qu'ils ne sont pas reconnus comme tels par tous ; tandis que ceux dont je parle ont été si évidens, que, sur mille médecins qui auraient fait les ouvertures, il n'y en aurait pas eu un qui ne les aurait reconnus. »

Ainsi, la lésion du cerveau est bien positive aux yeux de M. Bailly, dans les cas dont il s'agit. Mais je dois faire remarquer que cette lésion du cerveau, qu'il affirme être si réelle et si constante, est cependant diffuse, générale, c'est-à-dire qu'elle existe partout et n'est prononcée nulle part. C'est que, dans les maladies dont il s'agit, bien différentes de celles dont on a récemment donné la description, l'encéphale est lésé principalement dans ses propriétés, par une cause ou par des causes spéciales qui ont une action particulière capable de les troubler, de les détruire à la fois dans presque tous les points de la substance cérébrale, sans donner lieu à ces inflammations locales qui entraînent ordinairement les altérations ou les dégénérescences de son tissu. Après avoir ainsi reconnu et distingué la lésion elle-même, dont j'admets la réalité et l'importance, comme le prouve tout ce qui précède, j'ajouterai que la différence qu'il y a entre la manière dont M. Bailly l'envisage et celle que j'ai émise, c'est que M. Bailly regarde l'affection du cerveau comme consécutive et dépendante de l'influence des viscères abdominaux, où réside, selon lui, l'altération principale, génératrice de la fièvre et de tous les phénomènes qui en dépendent et la caractérisent ; tandis que, selon moi, la maladie cérébrale est primitive, essentielle, dominante et productrice de presque tout ce qui constitue les fièvres intermittentes pernicieuses. A Rome, comme dans les autres pays chauds, elle est produite en grande partie par l'influence du soleil dans la saison où ses rayons sont le plus pénétrans. Les fièvres de ce genre qui se manifestent dans d'autres temps de l'année, naissent d'un concours de causes qui ont aussi pour résultat d'affecter essentiellement le système nerveux, toujours principalement atteint dans les maladies de ce genre. On peut même concevoir que ce dérangement dangereux des forces de la vie soit spontané chez beaucoup de personnes ; mais, chez la plupart, il est si évidemment fomenté par la cause dont je parle, que, ne pas le reconnaître ou le nier, serait fermer les yeux à l'évidence.

Après avoir rapporté une observation de fièvre intermittente pernicieuse comateuse et convulsive, dans laquelle, quoique le cerveau fût essentiellement lésé, la rate, du poids de six à huit livres, aurait pu être considérée comme le foyer principal du mal, je crois devoir en citer une autre de fièvre intermittente pernicieuse comateuse, dans laquelle les symptômes ayant de l'analogie, et la mort n'étant pas moins prompte, il n'est pourtant pas fait mention de ce viscère. Je n'ai pas besoin de beaucoup de recherches pour la trouver : elle se présente après celle qu'on vient de lire, sans que l'auteur dise avoir pensé à les rapprocher pour faire sentir la vérité qui résulte de ce parallèle ; il avait une autre manière de les envisager.

13ᵉ OBSERVATION *(de l'ouvrage cité)*.

Fièvre intermittente pernicieuse comateuse. Séjour à l'hôpital, du 2 Juillet au 4 *idem* soir. — Autopsie : *céphalite, gastro-entérite.*

« François Pompei, âgé de 19 ans, fut pris,
le 2 Juillet 1822, d'un accès de fièvre à la suite
d'un refroidissement qu'il éprouva en entrant tout
en sueur dans une grotte fraîche. Il fut amené
le 2 Juillet, le soir à six heures, à l'hôpital.
Avant d'y arriver, il éprouva un épistaxis considérable. Il fut placé au n° 16.

Son état était le suivant : coma profond, yeux
grandement ouverts, dirigés à droite, fixes; air
hébété. Immobilité générale, décubitus sur le
dos, insensibilité des membres quand on les pin-
çait; ils étaient facilement flexibles. Il ne répon-
dait point à ce qu'on lui demandait; la direction
de ses yeux ne changeait point lorsqu'on s'approchait de lui. Manifestation de la douleur quand
on lui comprimait l'estomac; peau chaude, brûlante ; gonflement œdémateux et blanchâtre de
la face, qui était plutôt pâle que rouge. Ses pa-
rens dirent que cette tuméfaction était venue depuis sa maladie, car auparavant il avait plutôt la
figure maigre que bouffie. Cet accès dura jusqu'au
mercredi matin 3 Juillet. Il prit alors une once
et demie de quinquina.

Le 4 Juillet, jeudi au matin, un nouvel accès
revint : au commencement de cet accès, il pouvait encore répondre un peu aux questions qu'on

lui fesait ; mais le coma alla en augmentant , et avec lui tous les symptômes ci-dessus décrits. Le pouls était fort , vibrant, plein , 84 ; même direction des yeux à droite ; même immobilité de ces organes et des membres ; respiration courte , par l'impossibilité dans laquelle le diaphragme se trouve de s'abaisser (huit sangsues aux oreilles) ; mort à dix heures du soir.

Ouverture. Il avait répandu plusieurs onces de sang par le nez dans la salle des morts ; en coupant la peau du crâne, il en répandit encore : le tout pouvait peser une livre ; engorgement général de tous les vaisseaux qui rampent sur les circonvolutions ; le cerveau, encore recouvert par la dure-mère, présentait un mouvement de fluctuation qui aurait pu faire croire à la présence d'un liquide dans son intérieur ; cependant il ne se trouva qu'un peu de sérosité dans les ventricules ; la substance du cerveau était de couleur naturelle ; tout le tube intestinal, sans aucune exception, présenta, à l'ouverture du ventre, un aspect rouge, dû à l'injection générale de tous les vaisseaux, jusque dans leurs plus petites ramifications. Il serait difficile d'injecter aussi parfaitement les vaisseaux, soit des intestins, soit du mésentère, qu'ils l'étaient chez ce cadavre. Le tube intestinal , quoiqu'un peu transparent, était pénétré de cette congestion dans toute son épaisseur. Il y avait environ deux livres d'eau dans le ventre ; tout indiquait la première période d'une vive inflammation , c'est-à-dire la congestion sanguine.

On est étonné qu'une once et demie de quinquina, donnée à ce malade le troisième jour de
sa maladie et dans une intermission bien marquée,
ne l'ait pas sauvé.

L'engorgement des vaisseaux de la surface du cerveau, et la mollesse remarquable de la substance
de cet organe, sont les seules lésions qu'il y ait à
la tête. Cependant le coma a été le symptôme dominant. Il était donc essentiellement nerveux. En
outre, il était intermittent : il dépendait donc de
l'influence atmosphérique, épidémique ou endémique, qui produisait tant de fièvres intermittentes plus ou moins graves. La phlogose ou le
commencement de la phlegmasie intense de l'appareil digestif ne s'est pas montrée par les symptômes qui lui sont propres : on ne parle ni de l'état
de la langue, ni de vomissemens, ni de selles remarquables ; et dans le calme relatif, qui a duré
du 3 au 4 Juillet au matin, il ne s'est rien manifesté du côté de l'abdomen. Le malade n'avait
témoigné de la douleur, pendant l'accès précédent,
que lorsqu'on lui comprimait la région de l'estomac. On ne peut donc croire que la lésion de l'appareil digestif ait été pour beaucoup dans la production du coma et d'une mort aussi prompte. Si
cette lésion avait commencé avant cette maladie,
ce qui est fort douteux, cette injection du tube
digestif a pu concourir à produire la fièvre avec
l'influence du soleil de Juillet; mais la fièvre, une
fois développée, a été la maladie dominante, et
c'est elle qui a amené la mort. La tête avait été

probablement violemment atteinte par l'insolation ou par la constitution médicale. La manière dont l'auteur, dans ses commentaires, dépeint l'état de ce jeune homme pendant l'apyrexie, nous paraît devoir être rapportée, tant elle est propre à confirmer cette opinion, en donnant une juste idée de la nature et des progrès visibles du mal.

« Je le vis avant l'arrivée de son dernier accès, dit-il : il était couché sur le dos ; son air était calme, tranquille, et tel qu'on n'aurait jamais pu soupçonner qu'il fût si près de sa fin. Quand on était près de lui, il vous regardait sans rien dire, il est vrai, mais il n'y avait rien d'extraordinaire dans son regard ; c'est la manière de fixer d'un homme fatigué, qui vous entend, vous comprend, mais ne veut pas se donner la peine de répondre. Quand je lui demandais quelque chose avec instance, il s'efforçait pour parler ; il semblait sortir à regret d'un état de repos dont il paraissait jouir ; c'était l'état d'un homme qui s'éveille et qui n'a pas encore la volonté d'articuler. Le changement qui s'opéra en lui par la venue de l'accès, ayant commencé au moment où j'étais près de lui, je pus saisir toutes les nuances qui, de l'état de connaissance assez parfaite, le conduisirent au coma le plus intense ; c'est une circonstance, au reste, qui s'est plusieurs fois reproduite, et qui m'a permis de connaître assez exactement la marche de cette affection. Mes questions l'ayant, dès le commencement, déterminé à me fixer, il me répondit comme on le fait quand on a son intelligence ; peu à peu, sans cesser de me répondre, il eut plus de peine à parler. Je devais insister pour lui arracher quelques paroles ; je voyais toujours qu'il m'entendait et me comprenait. Cet aspect d'intelligence se conserva encore quelque temps après qu'il eut cessé d'être en état de parler ; peu à peu le *facies* lui-même s'altéra, ses yeux me quittèrent pour regarder en haut et à droite, et se maintinrent aussi grandement ouverts jusqu'à la mort. » Ce sont bien là les progrès d'une affection intermittente du cerveau, ou qui consiste d'abord essentiellement dans une altération générale de ses propriétés.

Cette observation prouve encore combien la lésion cérébrale est constante, en comparaison des autres : il y a injection de tous les vaisseaux qui rampent sur les circonvolutions ; et si la couleur de la substance cérébrale n'est pas changée, cette substance est molle, comme l'annoncent les apparences de fluctuation sous la dure-mère avant qu'on l'ouvrît. D'après ce que nous venons de rapporter (pages 192 et 193) des réflexions de l'auteur sur la coloration en brun de la substance grise du cerveau, et ce qu'il en dit à la suite de la 15ᵉ observation, qui est celle qui la lui a offerte au plus haut degré, il a dû être étonné de voir que, sur ce cadavre, le cerveau avait conservé sa couleur naturelle. C'est une particularité qui n'exclut pas la lésion de son tissu, indiquée par le défaut de consistance ; encore moins exclut-elle la lésion de ses fonctions lorsque les symp-

tômes l'ont si bien annoncée. Cette couleur brune,
que je comparai à celle de l'ardoise lorsque j'eus
occasion de l'observer, n'est sans doute pas l'effet
d'une inflammation : elle est le résultat d'un changement intime survenu dans les molécules de cet
organe, et auquel les évacuations sanguines répétées ne peuvent porter remède. C'est une affection
qu'on pourrait, avec plus de raison peut-être,
appeler ataxique ou délétère, puisqu'elle tend si
directement à anéantir les fonctions cérébrales.

C'est par la tête, c'est par le cerveau et le système nerveux cérébral qu'étaient frappées la plupart des personnes qui furent malades dans cette
épidémie. Dans ses commentaires sur la seizième
observation, l'auteur met cette vérité hors de
doute.

« Un très grand nombre des fiévreux qui n'ont
point succombé à leur maladie, dit-il, et qui ont
existé à l'hôpital dans le même temps que les fièvres comateuses y existaient également, m'ont
présenté toutes les nuances possibles d'affections
cérébrales, en même temps qu'ils avaient des ac-
cés bien décidés de fièvres intermittentes. Toutes
mes observations ne sont que le dernier degré ou
qu'un degré plus élevé des maladies, qui seules,
pendant cinq ou six mois, ont été traitées dans
les hôpitaux de Rome. Les observations que je
rapporte ici ne sont donc point des exceptions :
toutes présentèrent plus ou moins les caractères
essentiels d'affections cérébrales réunies à des af-

fections abdominales (1). Sur trois ou quatre cents malades que je voyais chaque jour, il n'y en avait peut-être pas dix qui eussent une autre maladie que des fièvres intermittentes ; et, parmi ces dix, plusieurs présentèrent des affections cérébrales simples, telles que des arachnitis, des ramollissemens du cerveau, des apoplexies, etc. » (Ouvrage cité, page 194.)

Certes, si l'auteur voulait soutenir l'opinion que j'ai émise sur les causes et la nature de ces fièvres, ou sur leur siége principal, il serait difficile qu'il accumulât des preuves plus fortes. Le lecteur impartial jugera quelle est celle des deux manières de voir qui est la plus fondée, ou qui résulte le plus naturellement de l'ensemble des faits. Or, nous pouvons croire que les maladies que l'auteur a vues pendant deux ans qu'il a séjourné à Rome, ne se sont pas trouvées précisément pendant ce temps-là différentes de celles qu'on y observe ordinairement, et alors leur caractère devient bien plus important à noter comme preuve. C'est l'effet ordinaire d'un climat chaud, aux inconvéniens duquel des localités particulières et le voisinage des marais, des montagnes et de la mer, peuvent tant ajouter.

Je trouve, dans le n° du 6 Décembre 1832 de la Gazette médicale, un exemple de fièvre inter-

____

(1) Je crois avoir prouvé que les affections abdominales étaient secondaires pour l'importance, et souvent consécutives.

mittente pernicieuse *hémiplégique*, auquel je crois devoir donner place ici. Il est fourni par M. Roussel, médecin à Nancy.

« Au mois de *Septembre* dernier, je fus appelé pour donner des soins à M. L...., âgé de 37 ans, ordinairement bien portant, et d'une bonne constitution. Je me transportai aussitôt chez lui (il était huit heures du soir). Je le trouvai au lit, accusant une douleur de tête sus-orbitaire très vive, inondé de sueur, le pouls assez lent, mais développé et dur, et se plaignant d'un sentiment de froid dans tout le côté droit du corps, avec engourdissement, qu'il tâchait de me rendre en me disant qu'il sentait le sang stationner, ne pas circuler dans les parties affectées. L'examen du pouls et de la température de la peau de la partie, ne confirma pas cette explication. Je vis dans ces accidens les phénomènes d'un commencement de congestion cérébrale, rendue en quelque sorte évidente par les battemens des carotides et une insomnie opiniâtre. Je pratiquai, en conséquence, une large saignée du bras, et conseillai une infusion légère de fleur d'oranger froide et acidulée; lavement.

La nuit fut bonne, sans sommeil cependant. Les sentimens de froid et de fourmillement avaient disparu, et la céphalalgie était diminuée de beaucoup. J'insistai sur la diète et les moyens indiqués plus haut, à l'exception de la saignée.

A onze heures du matin, récrudescence de la céphalalgie, retour de l'engourdissement, du froid et de la sensation de suspension de la circulation dans la partie droite du corps. Tout cela avait été précédé de frissons légers. La nuit se passa encore sans sommeil.

Le lendemain matin, j'appris ce que je viens de citer plus haut. Je soupçonnai alors de la périodicité dans cette affection. J'engageai le malade à bien s'étudier, et le résultat de son observation fut que l'accès avait procédé entièrement comme la veille. Je recourus à l'antipériodique kina, et ce fut avec le plus grand succès. Une pilule de quatre grains de sulfate de quinine, prise le soir même, diminua de beaucoup tous les accidens du lendemain, et les reporta à deux heures de l'après-midi, de neuf heures du matin, heure où ils se montraient. Une deuxième dose les fit entièrement disparaître. Quel nom donner à cette maladie? Je pense que c'est une congestion cérébrale intermittente, donnant lieu à un commencement d'hémiplégie également intermittente, comme l'affection dont elle procédait. »

Le rédacteur ajoutait :

« La congestion n'est pas ici la maladie essentielle. De même que, dans les accès de névralgies qui ont leur siége à la face, on voit la congestion suivre le développement de l'accès, de même ici l'afflux du sang au cerveau doit être regardé comme un effet de l'affection intermittente, et non comme l'affection elle-même. »

Il avait d'autant plus raison de faire remarquer l'affection nerveuse comme essentielle et primitive dans cette maladie, que l'auteur la donnait sous le titre de :

« Congestion cérébrale et hémiplégie intermittentes, guéries par le sulfate de quinine. »

Je crois plus rationnel et plus conforme à la véritable doctrine des fièvres intermittentes, de la désigner comme je l'ai fait.

C'est ainsi que des faits qu'on voulait faire servir au succès d'une doctrine inflammatoire trop exclusive, peuvent être ramenés sans trop d'efforts au maintien d'opinions consacrées par l'observation et l'expérience sur le rôle important que joue le système nerveux dans toutes les affections périodiques, et spécialement dans les fièvres intermittentes. Nous en trouverons de nouvelles preuves dans l'examen des symptômes et des caractères des fièvres intermittentes pernicieuses *algides*, qu'on n'aura pas, j'espère, le privilége de faire passer pour des inflammations.

39ᵉ OBSERVATION (*de l'ouvrage cité*).

Fièvre intermittente pernicieuse algide. Séjour à l'hôpital, du 19 Août au 24 *idem* matin. — Autopsie : *arachnitis, gastro-entérite, splénite.*

« Vincent Crescenzi, âgé de 60 ans, d'une constitution grêle, mais saine, tomba malade le 18 Août 1822. Il eut un accès de fièvre qui débuta par des frissons, suivis d'une forte chaleur, de douleurs de tête et de ventre, de vomissemens de matières bilieuses. Dans la nuit, l'accès se termina par des sueurs. Il fut apporté à l'hôpital du

St-Esprit le 19 Août 1822. La fièvre revint *dans la matinée*, également précédée de frissons, et accompagnée des mêmes symptômes que la veille; l'estomac était douloureux sous la pression; le malade éprouvait une forte chaleur à l'intérieur; anxiété, visage abattu; les traits étaient comme aplatis sur les os de la face; la couleur de la figure était naturelle; regard engourdi. (Demi-once de kina dans la déclinaison.)

Soir, déclinaison de l'accès, peau humide d'une sueur visqueuse et froide; pouls petit, fréquent; agitation générale, douleur à l'épigastre, langue rouge mais humide, absence de soif (kina demi-once).

Nuit, la peau s'est maintenue humide et fraîche : il a vomi le quinquina.

20 Août, matin, sans fièvre; disparition de la douleur de ventre, calme, aspect tranquille. *Vers midi*, retour de la fièvre précédée de frissons et accompagnée d'une chaleur qui fut plus forte que la veille; les extrémités restèrent froides, la peau se couvrit de taches livides (potion saline, décoction d'orge).

Soir, mains et jambes humides d'une sueur visqueuse et froide, commencement de déclinaison de l'accès (kina une once : il l'a vomi).

21, matin, calme général, sans fièvre, mais continuation du froid des extrémités; symptômes épigastriques peu marqués; pouls toujours petit et fréquent. *Vers midi*, retour de la fièvre, toujours précédée de frissons; exacerbation des symp-

tômes précédens ; le froid persiste dans les extrémités ; le malade ne le sent pas, il est comme
étourdi et dans la torpeur (kina une once à prendre la nuit).

22, matin, peau moins froide, mais elle n'a pas
encore la chaleur naturelle ; pouls petit et fréquent, sueur visqueuse sur tout le corps, aspect
engourdi (kina deux onces).

Vers dix heures, retour d'un nouvel accès ;
pouls insensible à l'avant-bras, 140 à la crurale ;
froid glacial des extrémités ; le ventre est aplati,
creux et appliqué sur la colonne vertébrale ; douleur d'estomac, angoisses, agitation ; le malade,
qui n'a jamais perdu sa connaissance, est dans un
état de torpeur qui lui permet à peine de répondre
à ce qu'on lui demande ; couleur naturelle de la
face (douze sangsues à l'épigastre, vésicatoire au
bras ; kina trois onces à prendre dans la nuit : il
a vomi le quinquina).

23, rémission bien marquée. *Vers neuf heures*,
retour du froid qui était de marbre ; pouls imper-
ceptible, 146 ; douleur d'estomac plus forte, angoisses, anxiété, yeux caves. Le froid, qui n'avait
d'abord envahi que les extrémités, était remonté
à l'épaule et jusque vers le bassin ; le tête était
fraîche ; le thorax et le ventre n'avaient pas le degré de chaleur naturelle, quoiqu'ils ne fussent pas
glacés comme les membres.

Soir, même état : il ne sentait pas le froid, mais
savait distinguer que, lorsqu'on le touchait, on
avait plus chaud que lui. Douleur d'estomac plus

forte, décubitus sur le dos (ventouses scarifiées à l'épigastre, sinapismes aux pieds, vésicatoires aux cuisses, neuf grains de sulfate de quinine qu'il n'a pas vomi). Dans la nuit, augmentation de tous les symptômes; mort. Il a conservé sa connaissance jusqu'au dernier moment, qui arriva à trois heures du matin.

Huit heures après la mort, le cadavre était roide, les membres durs comme s'ils avaient été gelés, le ventre creux; la température de l'air était au-dessus de 20 degrés.

Ouverture : légère injection de l'arachnoïde; engorgement des vaisseaux qui rampent sur les circonvolutions; sérosité jaunâtre entre les feuillets de l'arachnoïde; cerveau et cervelet naturels; cœur et poumons sains; estomac gris extérieurement et contracté sur lui-même; surface interne d'un rouge vif, plus intense encore vers le pylore; replis de la muqueuse très saillans.

Intestins grêles gris extérieurement et contractés; à l'intérieur, leur rougeur était plus vive que celle des muscles de l'abdomen, qui nous servirent de point de comparaison, et qui avaient leur couleur naturelle.

Gros intestins encore plus foncés que les premiers; leur inflammation était si vivement prononcée, que la couleur même des muscles ne pouvait plus servir de point de comparaison. Pour donner une idée de cette phlegmasie, on peut comparer la couleur des gros intestins à celle qu'ils auraient si on les trempait dans du sang d'un rouge

noir. Cette inflammation allait en augmentant vers
l'S et le rectum. Foie sain ; rate d'une consistance
moyenne entre l'état de diffluence et l'état sain.
Cette inflammation ne pouvait être comparée qu'à
celle de l'algide. Obs. 38. »

L'estomac et les intestins de ce cadavre étaient
gris à l'extérieur. Ils devaient avoir l'aspect satiné
dont j'ai parlé.

L'affection de l'arachnoïde, du cerveau et du
cervelet étant légère, l'attention se porte naturellement sur la surface interne de l'estomac et des
intestins, d'autant plus enflammée, qu'on l'exa-
minait plus près du rectum. Elle était là d'un
rouge si foncé, qu'on aurait dit que cette partie
du tube intestinal avait macéré dans du sang noirâtre.

Si cette inflammation eût été de même nature
qu'une autre, elle aurait donné lieu à des accidens continus, surtout lorsqu'on fesait avaler au
malade jusqu'à trois onces de quinquina dans une
matinée (le 22, 5e jour); la langue eût été brune,
sèche, âpre ; elle était rouge mais humide le 19,
et on n'en parle plus ensuite. Il y aurait eu une
chaleur brûlante dans tout le corps ; le pouls eût
été fort et fréquent, au lieu que c'était tout le
contraire. Il faut donc avouer que cette inflammation différait des inflammations du tube digestif qu'on observe journellement, surtout dans
la saison des chaleurs. Le quinquina peut avoir
contribué à donner une couleur rouge aux surfaces dont nous parlons, quoiqu'il serait difficile

de l'affirmer. Dans tous les cas, peut-on dire que ce sont les lésions trouvées dans la cavité abdominale qui ont constitué cette maladie et donné lieu à la fièvre dont ce malade est mort? je ne le pense pas. Les affections les plus intenses de l'abdomen, les péritonites aiguës elles-mêmes ne produisent pas de tels symptômes périodiques, quotidiens. Ce froid, qui a été persistant dès le milieu de la maladie, au mois d'Août, à Rome, par une chaleur atmosphérique de plus de 20 degrés, est un état particulier aux fièvres épidémiques qui régnaient alors lorsqu'elles prennent le caractère de fièvre algide. C'est tellement vrai, que, chez ce malade, les accès de fièvre quotidiens continuaient à se dessiner et à être précédés de frissons, au milieu de cette absence de la chaleur nécessaire. Le mal le plus prononcé, puisqu'il s'est le plus manifesté au dehors, c'est donc la fièvre intermittente, qui est bientôt devenue algide, et a persisté jusqu'à la mort. Maintenant, si l'on demande quelle est l'affection qui a précédé, de l'inflammation abdominale ou de l'irritation de l'arachnoïde avec congestion cérébrale, non moins évidente après la mort, et à laquelle doit être rattachée, selon nous, l'affection fébrile dominante? la question semble difficile à décider avec certitude : je suis porté à croire que, avant le 18 Août, Vincent Crescenzi avait l'estomac et les intestins irrités, phlogosés; que, dans toute autre circonstance, cette affection locale aurait pu donner lieu aux symptômes généraux continus

et plus ou moins intenses des gastro-entérites ordinaires; mais que le malade étant sous l'influence
de la cause ou des causes puissantes qui donnaient
des fièvres intermittentes à tant de monde, cette
affection du ventre n'a fait que le disposer à contracter une de ces maladies, qui s'est déclarée en
lui et a dominé l'ensemble des phénomènes morbifiques qui se passaient dans l'abdomen. Il serait
même possible que la lésion du système nerveux
qui constitue les fièvres intermittentes se fût fait
sentir dans les viscères de l'abdomen, soit primitivement lorsque la maladie s'est déclarée, soit
consécutivement lorsque le système nerveux cérébral, troublé dans ses fonctions, a pu réagir
sur le ventre, comme il a déjà été dit (voyez depuis la page 179 jusqu'à 190). La fièvre, suivant son cours, a donc pu ajouter de cette manière, en même temps que par la réaction qu'elle
détermine, à l'irritation ou à l'inflammation du
ventre, et contribuer à la faire parvenir au point
où on l'a trouvée à l'ouverture du cadavre. Les
médecins qui voudraient contester cette manière
de voir et d'expliquer les phénomènes morbifiques
dont nous cherchons à nous rendre raison, se dé-
mentiraient probablement eux-mêmes dans la pratique : appelés auprès de ce malade, ils lui eussent donné du quinquina, peut-être en moindre
quantité, et du sulfate de quinine. Cela dit tout.
Cela signifie qu'ils auraient regardé la fièvre intermittente comme essentielle, et, qu'en la com-
battant, ils auraient espéré dissiper tout le reste :

ils auraient eu raison. Car c'est ainsi qu'on obtient du succès en pareil cas ; et s'il n'a pas ici couronné les efforts du médecin, il n'en est pas moins vrai que le quinquina, donné à haute dose, réussit chez la très grande majorité des malades qui sont dans ce cas. Or, prodiguer ainsi le quinquina à des individus qui ont l'estomac et les intestins enflammés, ne serait pas le moyen de diminuer leur mal s'il était de la nature ordinaire des phlegmasies.

Il est impossible de ne pas être frappé du froid intense qui a existé chez ce malade. Ce défaut de formation de la chaleur naturelle résultait bien évidemment en lui du trouble ou de la lésion du système nerveux cérébral ; car, dans la réaction fébrile, le pouls était fréquent et la respiration a été toujours libre, comme l'a prouvé le bon état des poumons après la mort.

40ᵉ OBSERVATION (*op. cit.*).

Fièvre intermittente pernicieuse, algide, singultante. Séjour à l'hôpital, du 7 au 8 Juillet soir. — Autopsie : *arachnitis*, *gastrite*.

« Vincent Cola Paolo, de Rimini, âgé de 40 ans, d'une bonne constitution, demeurant à Roma Vecchia, vint à l'hôpital le 7 Juillet : il avait eu la veille un accès de fièvre.

Le 7, au matin, son état était le suivant : mains plus froides que celles d'un cadavre ; pouls 108, petit, concentré ; hoquet régulier dans ses retours, quatorze fois par minute ; décubitus sur le dos, assoupissement dont on le tire facilement ; réponses assez justes : il témoigne une douleur à la région du foie. Le soir, l'accès décline et le hoquet disparaît.

Le 8, au matin, retour complet de la connaissance et du *facies* naturel, qui, pendant l'accès, a cet aspect particulier qui caractérise tous ceux qui ont la fièvre ; mais les mains sont toujours glaciales jusqu'à la moitié de l'avant-bras : d'après son propre aveu, il ne sent pas qu'elles sont froides ; mais si je les lui applique sur le ventre, il sent très bien qu'elles le sont ; il parle comme dans l'état de santé. A neuf heures, son aspect devient comme hébété ; il répond avec lenteur ; il faut l'y forcer ; il a de la tendance à l'assoupissement ; il se couche sur le côté, les jambes fléchies sur le ventre : l'accès commence ; le froid gagne le tronc ; la respiration devient courte ; on aperçoit de temps en temps, pendant les mouvemens un peu convulsifs de la respiration, quelque petite secousse qui rappelle l'idée du hoquet ; enfin, il meurt, à trois heures de l'après-midi, les yeux ouverts ; il a pris du quinquina pendant l'apyrexie.

Ouverture.—Injection générale de l'arachnoïde, qui est plus épaisse, rouge et comme doublée par une fausse membrane sanguinolente ; les vaisseaux qui rampent sur les circonvolutions du cerveau sont engorgés ; l'estomac est fortemént enflammé dans sa moitié pylorique ; le reste du tube intestinal est sain.

Quoiqu'on ne dise pas que le pouls fût devenu presque naturel le 8 Juillet au matin (3ᵉ jour), pendant la rémission ou l'intermittence marquée des autres symptômes, il est probable qu'il y avait amélioration de son état comme du reste. Alors cette fièvre *algide* était véritablement intermittente et bien caractérisée. La mort arrive promptement, puisqu'elle a lieu dans le troisième accès. Il y a eu de la somnolence, de l'assoupissement, mais non des mouvemens convulsifs.

Et cependant, à l'ouverture du cadavre, on trouve que « l'arachnoïde, généralement injectée, est rouge et comme doublée par une fausse membrane sanguinolente ; les vaisseaux qui rampent sur les circonvolutions du cerveau sont engorgés ; l'estomac est fortement enflammé dans sa moitié pylorique ; le reste du tube intestinal est sain ! »

On voit encore, dans cette observation, que le siége principal du mal est dans la tête. C'est là, en effet, ce qu'il y a de plus constant dans les fièvres intermittentes pernicieuses. L'estomac était fortement enflammé dans sa moitié pylorique ; voilà tout ce qu'il y avait de désordre dans l'abdomen, et cependant la mort a été aussi prompte que dans les cas où nous avons vu les viscères abdominaux le plus gravement affectés ! Nous pouvons donc encore tirer de ce fait la conséquence, appuyée par beaucoup d'autres, que ce ne sont pas les affections des viscères du ventre qui constituent le danger des fièvres intermittentes pernicieuses.

On pourrait se demander quel est le genre de lésion qui fait que les fièvres intermittentes pernicieuses prennent le caractère *algide* plutôt que tout autre, ou quelle est l'affection locale qui interrompt à ce point la calorification? Nous avons assez accordé à la théorie de la formation de la chaleur animale; ici il faudrait répondre par des faits positifs d'anatomie pathologique, et nous devons avouer qu'on n'en possède pas encore de suffisans pour résoudre convenablement cette question. On peut voir, dans l'observation 38° du même ouvrage, que des adhérences de toute la surface du cœur au péricarde, quoiqu'elles fussent faciles à détruire, ont pu gêner les mouvemens de cet organe dans les derniers temps, mettre obstacle, jusqu'à un certain point, à la circulation, et concourir au refroidissement progressif des extrémités et du tronc. Mais, dans la 40° observation, il n'y a rien de semblable, et le refroidissement a dû arriver d'une autre manière. Des exclusions de ce genre, qui résultent d'un certain nombre de faits examinés sous ce rapport, nous conduisent à reconnaître que le système nerveux, lésé de diverses manières, ordinairement insaisissable si ce n'est par de tels effets, est le siége où se passent ces phénomènes de température morbifique, variables comme ses actes subtils, et indépendans, jusqu'à un certain point, de l'état des autres organes. Je dois encore en citer une preuve.

4₁ᵉ OBSERVATION *(de l'ouvrage cité)*.

*Fièvre intermittente pernicieuse, algide. Séjour à l'hô-
pital, du 11 Juillet matin au 12 idem soir. — Autopsie:
arachnitis, gastro-entérite, splénite.*

« Angelo Donni, de Milan, âgé de 35 ans, constitution faible, lymphatique, fabricant de maca-
roni, entra, le 5 Juillet 1822, dans une des grottes
de Monte Testaccio : il éprouva un froid général,
qu'il essaya de chasser en buvant sept à huit
verres de vin ; il ne put cependant se réchauffer.
Il ressentit alors une grande faiblesse, qui fut le
symptôme dominant pendant les six jours qui pré-
cédèrent son entrée à l'hôpital. Son état était si
peu décidément fébrile, que, d'après son rapport,
le médecin n'a jamais su lui dire s'il avait eu la
fièvre. Il avait un sentiment de douleur générale.
Il a pris un vomitif et un purgatif, et s'est remis
à son travail ; mais l'état général de trouble et
de malaise augmentant, ainsi que la faiblesse, le
11 au matin il vint à l'hôpital du Sᵗ-Esprit,
à pied, soutenu par un homme de chaque côté.
Arrivé dans la première salle, où je le vis alors,
il s'assit sur un banc et parut se trouver mal. Il
se laissait tomber du côté droit ; mais l'expression
de sa physionomie n'était pas celle d'une personne
qui éprouve une syncope. Il y avait dans les mouvemens de sa tête, de ses yeux, quelque chose
d'analogue à ceux que produit l'ivresse, et non
le laisser aller produit par la cessation des mouvemens du cœur. On le soutint seulement, et cela

se passa ; il put ensuite monter plus de trente marches pour se rendre dans la salle de clinique. Quand il fut couché, son état fut le suivant : pouls fréquent, faible ; température des cuisses, des jambes, des bras, des mains, froide ; langue humide et non rouge ; il a pu rendre compte de son état antérieur. Cependant il a prié le médecin d'interroger son camarade qui l'a accompagné à l'hôpital ; car, quoiqu'il n'y eût ni délire, ni coma, ni syncope, il parut si étourdi, si peu maître de ses idées, qu'il renonça à en rendre compte. Seulement il a assuré n'avoir jamais eu la fièvre. Il n'a pas été à la selle depuis le purgatif ; après midi, il s'est trouvé mal deux fois.

Soir, pouls à peine sensible, angoisses ; extrémités froides, la main gauche plus que la droite ; elle est d'une couleur livide ; température du ventre, de la poitrine, presque naturelle ; face pâle, délire, agitation, inquiétude (décoction de quinquina, huit onces ; extrait de kina, thériaque, de chaque un gros ; laudanum, liqueur anodine, de chaque vingt grains ; émulsion camphrée, vésicatoires aux cuisses).

Le 12 Juillet, au matin, une heure et demie, sueur générale abondante, mais froide.

Le matin, à la visite, faiblesse toujours la même ; pouls insensible aux bras, qui sont froids, ainsi que les cuisses ; le ventre est un peu plus chaud, mais il est au-dessous de la chaleur naturelle ; pouls à la tête 114 ; plaie des vésicatoires pâle ; point d'eau sous l'épiderme qui n'est que détaché ;

il a toute sa connaissance, mais manifeste une tendance à l'assoupissement ; il ne se plaint d'aucune douleur ; le ventre n'est point douloureux à la pression ; il n'accuse qu'une grande faiblesse (vésicatoires aux bras , kina deux gros dans le vin).

Un peu plus tard , retour des mêmes symptômes , alternative de délire et d'assoupissement , froid intense général , mort à cinq heures et demie après midi.

Une demi-heure après la mort, le cadavre était plus chaud que pendant la vie.

Ouverture quinze heures après. Estomac vivement enflammé entre son grand cul-de-sac et le pylore ; intestins présentant quelques traces légères d'inflammation dans quelques points ; rate en bouillie ; foie sain ; adhérences anciennes du poumon droit. Avant d'ouvrir le crâne, on sépara la tête du tronc : il s'échappa par le trou occipital beaucoup de sérosité sanguinolente ; injection de l'arachnoïde dans ses plus petites ramifications , mais un peu plus à gauche qu'à droite ; fort engorgement des vaisseaux qui rampent sur les circonvolutions, plus marqué à gauche ; substance grise du cerveau , plus pâle que foncée ; plexus choroïde pâle ; sérosité entre les circonvolutions ; cerveau d'une consistance mollasse. »

La cause qui a dû agir le plus fortement sur Angelo Donni, pour lui occasioner la maladie dont on vient de lire l'histoire, est, sans contredit, la sensation du froid qu'il éprouva, le 5 Juillet, en entrant dans la grotte de Monte Testaccio. Comme on ne dit pas qu'il fût alors malade, nous devons penser, surtout en le voyant pénétrer dans ce lieu, qu'il jouissait d'une bonne santé. C'était probablement au milieu de la journée, il avait chaud; la fraîcheur qui régnait dans cette grotte agit fortement sur son appareil calorificateur : celui-ci se dérange et ne se rétablit plus. L'impression de froid avait été tellement profonde, qu'il ne put la dissiper en prenant du vin en certaine quantité. Il reste faible cinq à six jours, et lorsqu'il entre à l'hôpital, on voit clairement que la tête est le siége principal de la maladie, quoiqu'il conserve assez de discernement pour sentir qu'il n'est pas maître de ses idées. Dès-lors le froid fut intense aux extrémités; et, quoique l'auteur ait donné le nom à cette affection de fièvre intermittente, il faut avouer que les intermittences sont beaucoup moins marquées que dans les cas qui précèdent. J'ignore où est située la grotte dont il s'agit; si elle est loin des marais, il faut reconnaître que le passage du chaud au froid a seul porté le trouble dans les fonctions nerveuses cérébrales de cet homme; et si l'action de l'air des marais ou de la constitution régnante l'avait disposé à ressentir cette impression, cette cause déterminante a eu un effet bien marqué. On pourrait vouloir attribuer en partie à l'affection de la rate l'apparition des symptômes qu'on a observés, quoique ce fût impossible dans le fait précédent, où la rate fut trouvée saine; mais on ne peut se refuser à voir que le froid opiniâtre que ce malade a éprouvé jusqu'à la mort, tenait

principalement à l'affection du cerveau, dont la
lésion était évidente, générale après la mort, tandis que celle des intestins était fort légère, l'estomac seul offrant des traces de vive inflammation
entre le grand cul-de-sac et le pylore.

Assurément on ne peut pas dire que l'irritation
du tube digestif ait été capable de donner lieu à ce
refroidissement progressif des extrémités, en con-
centrant les forces à l'intérieur : ce genre d'affection ne détermine pas ordinairement un tel symptôme. Ainsi ce fait, comme les précédens, dissipe
les idées de cette nature, qu'on serait presque dans
la nécessité de se faire si l'on persistait à croire que
les fièvres intermittentes sont produites, comme
la plupart des fièvres continues, par des phlegmasies de l'appareil digestif. On est donc obligé
de convenir que, dans les fièvres intermittentes
pernicieuses algides, le froid résulte principalement du trouble des fonctions du système nerveux,
qui ne produit plus la chaleur nécessaire à l'entretien de la vie, et non pas par la concentration
des forces sur l'appareil digestif, où elles seraient
attirées par une phlegmasie qui n'existe pas dans
beaucoup de cas, et qui, lorsqu'elle existe, est
reconnue par l'expérience, si elle agit seule, incapable de donner lieu à un pareil effet. Il faut
tenir compte de ces gastrites ou gastro-entérites
comme de l'affection de la rate, lorsqu'elles ont
lieu ; mais il n'en est pas moins vrai que, loin
d'être l'effet d'une irritation ou inflammation interne, le froid des fièvres intermittentes perni-

cieuses est le résultat complexe, si l'on veut, d'un ensemble de causes qui, en définitive, aboutissent à troubler le système nerveux cérébral qui préside à la calorification, et dont la lésion est mise hors de doute, tant par les symptômes qui se manifestent pendant la vie, que par les traces trouvées sur ce cadavre. On voit que ces faits s'accordent parfaitement entr'eux pour faire regarder les fièvres intermittentes comme essentiellement nerveuses, surtout lorsqu'elles ont un caractère pernicieux.

Pour le mieux concevoir, il ne faut pas oublier que celles qui ont entraîné la mort, les seules, par conséquent, après lesquelles on ait pu vérifier l'existence de lésions locales inflammatoires ou d'une autre nature, sont des fièvres poussées au dernier degré de développement que ces affections puissent atteindre. Celles qu'on guérit par le quinquina et ses préparations, offrent quelquefois des symptômes bien prononcés, bien graves, et cependant ils se dissipent par l'emploi de ces médicamens ! Cela prouve que les lésions intérieures qui peuvent exister avec ce trouble général, sont susceptibles de rétrograder, ou sont très légères, c'est-à-dire en grande partie nerveuses. Lorsqu'on a l'habitude d'observer et de traiter des malades, il est facile de comprendre que des symptômes aussi alarmans ne peuvent pas être produits uniquement par de légères altérations de viscères dans lesquels on trouve chaque jour des désordres beaucoup plus considérables qui n'ont pas donné lieu à de tels effets. Aussi la meilleure manière d'apprécier

les phénomènes qui constituent les fièvres intermittentes pernicieuses, est-elle de commencer par
observer beaucoup de maladies ordinaires, qui deviennent une base, un type pour les comparaisons
qu'on veut établir. C'est en procédant de la sorte
que j'ai acquis, sur les fièvres intermittentes pernicieuses et autres, les opinions que je viens d'é-
mettre : je dois les croire fondées.

RÉSUMÉ.

Dans les pays non marécageux, les fièvres intermittentes simples ou ordinaires, beaucoup plus
fréquentes dans la saison des chaleurs que dans
toute autre, m'ont paru dépendre de l'insolation,
et leurs accès venir le jour lorsque l'influence solaire est dans toute sa force. J'ai exprimé ce fait
appuyé sur de nombreuses observations recueillies
en Espagne, en Morée et en France : on pourra
le vérifier.

J'ai fait voir, par des exemples tirés de ma pratique, que, parmi les fièvres intermittentes simples,
il s'en trouvait souvent un certain nombre qui
avaient le caractère pernicieux, et qui, se développant dans les mêmes circonstances, semblaient
dépendre des mêmes causes et obéir aux mêmes
influences par le retour périodique de leurs accès.
En cela j'ai vu mon opinion confirmée par ce que
d'autres médecins avaient observé dans d'autres
pays, par les faits recueillis par M. Bailly, à Rome,
par exemple.

Mais lorsqu'en même temps je reconnais que

les fièvres intermittentes simples sont des affections essentiellement nerveuses, j'avoue, par cela même, que d'autres causes que la chaleur et l'influence des marais peuvent y donner lieu. Ainsi j'ai rapporté des faits de ce genre, observés au mois de Janvier, en Morée, et fesant suite aux nombreuses affections de cette nature qui avaient existé à la fin de l'été et pendant l'automne (voyez pages 146 et 147). En ce moment, 24 Janvier 1833, se trouve, à l'hôpital St-Éloi de Montpellier, un officier polonais, entré depuis quatre ou cinq jours pour une fièvre intermittente double tierce soporeuse, dont il a été guéri par le sulfate de quinine porté jusquà la dose de dix-huit grains dans un intervalle des accès. Des causes insaisissables peuvent agir isolément ou simultanément sur le système nerveux et l'affecter au point de donner lieu à des fièvres intermittentes pernicieuses sporadiques, dans toutes les saisons de l'année, et dans les circonstances les plus opposées. Mais alors c'est la majorité des cas qui doit faire règle : c'est la constance du retour de ces affections sous l'influence de la même cause, de la chaleur de l'été, qui doit faire ouvrir les yeux aux praticiens sur la manière dont elles se développent. D'après la définition que j'ai donnée de leur nature, il est beaucoup plus facile de rattacher à la masse ces faits isolés, qu'on pourrait croire exceptionnels si l'on s'arrêtait aux apparences, mais qui ne le sont point dans la réalité. Si les fièvres intermittentes sont des névralgies ou des altérations périodiques de la calorification, on conçoit que des affections de ce genre puissent se développer, et même en certain nombre, chez des personnes soumises à l'action d'un froid humide plus ou moins prolongé, parmi des troupes au bivonac, par exemple, ou occupées à faire un siége pendant la saison rigoureuse de l'hiver. De même, si des individus d'une constitution nerveuse, impressionnables, mènent une vie factice, irrégulière, se livrent à des excès d'un travail sédentaire, ou sont en proie à de vives affections morales, on sent fort bien qu'ils pourront être pris de fièvre intermittente pernicieuse dans toutes les saisons et indépendamment de l'influence des localités; car ce ne sont pas seulement les rayons pénétrans d'un soleil ardent ou les exhalaisons corrompues des marais, qui peuvent vivement affecter le système nerveux; d'autres causes sont également capables d'y porter un trouble profond, périodique, d'autant plus dangereux que le reste de la constitution sera plus détérioré; et ce trouble aura des symptômes encore plus exclusifs d'inflammation essentielle dans ces circonstances, que sous l'action stimulante de la chaleur. Aussi ces faits, loin de faire élever des doutes sur ce que nous avons dit de la nature de ces affections, ne sont, pour ainsi dire, intelligibles que par là, et le confirment eux-mêmes.

M. Alibert a eu raison de reconnaître, après d'autres auteurs, que les grandes plaies, les fractures comminutives, les opérations majeures de la chirurgie, pouvaient donner lieu à des fièvres inter-

mittentes pernicieuses. Il n'y a pas une autre manière de comprendre le développement de ces affections tout-à-fait fortuites que par une vive impression faite sur le système nerveux, et nous
pouvons ajouter que c'est ainsi qu'il faut les considérer pour y porter les secours convenables.

Parmi les nombreux exemples empruntés à la
pratique de M. Dumas, ancien professeur à la
Faculté de médecine de Montpellier, nous nous
bornerons à citer le suivant.

*Fièvre intermittente pernicieuse soporeuse, à la suite d'un
coup de balle dans le genou et des opérations que cette
blessure nécessita.*

« Un homme avait une blessure à la partie an-
térieure et supérieure de la jambe, produite par
une balle qui avait passé entre le ligament de la
rotule et du tibia. On fit usage des moyens cu-
ratifs appropriés. Le huitième jour, on s'aperçut
qu'il s'était formé un dépôt considérable qui com-
muniquait avec la plaie ; on l'ouvrit, mais on ne
put le faire qu'en pratiquant de larges incisions dans
la profondeur des chairs ; le malade éprouva un
léger frisson immédiatement après l'opération. Il
n'y eut pas d'apparence de fièvre avant le cinquième jour ; alors elle se manifesta avec des re-
doublemens réglés. Au deuxième paroxisme, le
malade tomba dans un assoupissement profond,
dont l'intensité, augmentant à l'approche du paroxisme suivant, fit craindre pour sa vie. L'affection soporeuse ayant encore augmenté durant le

troisième paroxisme, et résistant à tous les moyens employés pour la modérer, le professeur Dumas résolut de traiter cette fièvre à la manière des intermittentes pernicieuses : il prescrivit le quinquina à la dose de huit grammes (deux gros), en laissant l'intervalle de quatre heures entre l'administration des doses. Le quatrième paroxisme fut moins intense ; il y eut moins d'assoupissement ; la tête du malade fut plus libre ; l'usage du quinquina fut continué jusqu'au neuvième paroxisme, qui fut le dernier. Depuis le quatrième paroxisme jusqu'au neuvième, la violence des paroxismes diminua graduellement. »

J'ai pris la première observation de ce genre, rapportée par M. Alibert, et on voit que la fièvre intermittente pernicieuse qui est venue se joindre à la maladie première est caractérisée par des symptômes cérébraux. Tant il est vrai que l'encéphale reste rarement étranger à ces affections dangereuses! M. Alibert ajoute, page 295 : « M. Dumas a vu constamment périr les blessés qui, ayant des fièvres rémittentes, furent traités avec les émétiques, les purgatifs ou la saignée, etc. »

DU TRAITEMENT DES FIÈVRES INTERMITTENTES PERNICIEUSES (1).

J'ai déjà fait sentir que si la découverte du quinquina fut un des plus grands bienfaits que l'humanité put recevoir, le succès presque constant de ce remède empêcha jusqu'à un certain point

____

(1) Voyez la page 104 et les pages suivantes.

de réfléchir sur la nature des fièvres intermittentes, et retarda peut-être les progrès de la
médecine rationnelle. On a dit avec raison que le
traitement des maladies doit être basé sur leur
connaissance et sur celle des indications qu'elles
offrent à remplir. Quoiqu'on traite avec succès les
fièvres intermittentes pernicieuses par un médicament empirique, on n'en doit pas moins chercher
à connaître ce qu'elles sont. On vient de voir avec
nous ce que l'observation conduit à penser de leur
nature ; et puisque les grandes causes stimulantes,
telles que l'insolation et les écarts de régime, en
produisent une très grande proportion, il s'ensui-
vrait que les fièvres intermittentes sont sthéniques
ou consistent dans une excitation, et que leur traitement devrait être dès-lors essentiellement débi-
litant, conclusion qui porterait à regarder comme
un sédatif ou un calmant du système nerveux le
quinquina, qui a une vertu si positive de guérir
ces maladies. Pour que ce raisonnement fût fondé,
il faudrait commencer par établir que le système
nerveux n'est susceptible, sous l'action des causes
dont je viens de parler, que de s'exalter de plus
en plus, ou de manifester un développement toujours croissant de ses propriétés et de ses fonctions ; mais il n'en est pas ainsi, comme on a
pu le voir par les faits que nous avons dû citer
en assez grand nombre. Sous une stimulation modérée, le système nerveux montre de l'excitation,
il est vrai, et ne semble qu'augmenter d'énergie ;
mais si la stimulation est portée plus loin, si elle

passe certaines limites, il se trouble, se dérange
dans ses fonctions, et, au lieu d'une réaction franche et active, on ne voit bientôt plus que des
signes de désaccord entre les actes auxquels il préside, et qu'il devrait rallier vers un but commun.
Souvent même le défaut de développement de ces
actes prouve la débilité du système nerveux, le
manque d'innervation ou l'absence de son influence nécessaire : c'est parce que les divers élémens de vie, dont l'ensemble constitue l'homme
vivant en santé, ont été mêlés et calculés dans
des proportions que nous ne pouvons pas toujours
connaître, mal instruits que nous sommes des
fins que la nature s'est proposées ; que la confusion
se manifeste quelquefois là où nous nous atten-
dions à voir se développer seulement l'énergie vitale. Aussi, le système nerveux de telle région venant à s'exalter, il en résulte une nouvelle com-
binaison des forces générales, qui peut donner lieu
à des symptômes tout-à-fait différens de ceux qu'on
aurait pu prévoir ou s'imaginer par le raisonnement dont nous sommes capables avec des données insuffisantes. Après avoir reconnu, pour ainsi
dire par exclusion, que les fièvres intermittentes
pernicieuses sont des altérations plus ou moins
profondes du système nerveux, il est donc souvent fort difficile de dire en quoi consiste cette
altération. Il pourrait devenir dangereux de croire
qu'elle est une exaltation plus souvent qu'un trouble ou qu'une débilité. Ici l'expérience doit être
consultée avec attention par un esprit entièrement

libre : elle fait connaître les cas, assez fréquens dans le principe de ces maladies, où le système sanguin peut être modéré avec avantage par la saignée ; elle dit que lorsqu'une température atmosphérique très élevée semble avoir présidé au développement des accidens, le premier soin doit être de placer les malades à l'abri de son action et de ses vicissitudes, tout en évitant l'excès contraire ou l'influence d'une température trop basse ; car, une fois qu'il a perdu le rhythme de ses fonctions, le système nerveux semble tout aussi sensible à l'action du froid, disposé qu'il est à ne plus produire la chaleur avec la constance et l'uniformité convenables.

Toutefois il existe un médicament, type de tous ceux de la même classe, connu pour ranimer à la surface du corps la chaleur dont il favorise et soutient la sécrétion, en même temps qu'il augmente la force et la fréquence du pouls, qu'il calme les douleurs nerveuses, qu'il stupéfie les fonctions cérébrales. Comme favorisant la production de la chaleur, il peut convenir dans certains temps de ces affections intermittentes et périodiques ; mais, comme tel, il nuirait dans d'autres où la circulation générale et la température du corps sont exaltées. Privés du quinquina et de ses préparations, il faudrait donc donner l'opium, dont nous voulons parler, lorsqu'on prévoit le premier de ces changemens, et s'en abstenir dans la période de turgescence qui le suit. Ce remède agit sur le cerveau, avons-nous dit ; il y accu-

mule le sang et produit la stupeur de ses fonctions ou une affection soporeuse factice. Sous ce
rapport, il pourrait devenir avantageux lorsque
le cerveau ne peut pas être considéré comme un
centre de fluxion sanguine, mais seulement comme
le siége de douleurs prononcées ou d'un trouble
évident. Mais on sent avec quelle attention il faut
l'administrer dans ce but; car, par ses propriétés
stupéfiantes, il pourrait ajouter à l'intensité d'une
fièvre intermittente pernicieuse comateuse, par
exemple, qu'on l'emploierait à combattre.

L'émétique à haute dose, qu'on donne avec tant
d'avantage depuis quelques années pour débarrasser les poumons des inflammations aiguës qui
les envahissent, ne pourrait-il pas être employé
avec le même succès à détourner du cerveau les
congestions qui s'y établissent dans les fièvres intermittentes pernicieuses comateuses, principalement
dans leur période de chaleur ou de réaction? Le
fait qui conduisit M. Récamier à l'emploi de ce
remède dans les pneumonies, fut une affection
comateuse que M. Laennec traita avec succès par
l'émétique donné de cette manière à une fille de
25 à 26 ans.

(Voyez Gazette médicale du 18 Août 1832.)

On a beaucoup moins à redouter de la part
de l'opium, si les symptômes nerveux devenus
dominans ont leur siége ailleurs que dans l'encéphale, dans l'appareil digestif, par exemple,
donnant lieu à la fièvre intermittente pernicieuse
cholérique, à la cardialgique. Les narcotiques

versés alors sur des surfaces voisines du siége du mal le plus évident, semblent avoir plus de vertu pour en calmer la violence ; et le même avantage se manifeste de leur administration, si la fièvre intermittente pernicieuse a la forme décidément convulsive, épileptique, tétanique, cataleptique, ce qui dénote une excitation de la propriété du cerveau qui préside aux contractions musculaires, que les narcotiques apaisent toujours avec quelque certitude.

Les amers, en usage dans l'antiquité pour combattre les fièvres intermittentes, avaient souvent été remplacés, surtout depuis Galien, par la thériaque, médicament tonique propre à agir sur les voies digestives, dont il pouvait relever les forces, en même temps qu'il résultait de son action une perturbation susceptible de devenir salutaire. Les diverses écorces amères, astringentes, toniques, aromatiques, et tous les produits immédiats ou artificiels des végétaux indigènes, dont la chimie enrichit chaque jour l'art de guérir, pourraient, avec plus de succès encore que la thériaque, être prescrits dans les fièvres intermittentes simples ; mais ces succédanés du quinquina auraient-ils quelques chances de succès contre les fièvres intermittentes pernicieuses ? On ne pourrait guère en fonder l'espoir que sur l'emploi simultané des moyens accessoires dont nous parlerons bientôt.

On a douté que les anciens connussent les fièvres intermittentes pernicieuses, et surtout les

nombreuses espèces, variétés ou formes de ces affections qui sont si bien signalées aujourd'hui. On
peut penser que, souvent malheureux dans le traitement de ces maladies, ils détournaient les yeux
d'un pareil tableau, qui, heureusement assez rare
dans la pratique ordinaire, leur rappelait l'impuissance de l'art. Mais depuis la découverte du
quinquina et l'heureuse application de ce remède
à leur traitement, on peut croire que le succès a
éveillé l'attention, et que, dès-lors, on a appris à
connaître un grand nombre de ces maladies qui
existaient autrefois, mais qu'en désespoir de cause
on n'avait pas recherché avec le même soin. Passant ainsi d'une nuance à l'autre, dont l'intermittence indiquait l'analogie, et dont l'heureux
emploi de quinquina devenait la pierre de touche,
on a été conduit à ranger sur la même ligne des
affections qui différaient le plus par l'ensemble des
autres symptômes ; telles que les fièvres intermittentes pernicieuses délirantes et les cholériques,
les syncopales et les convulsives, les algides et les
sudatoires, les dyssentériques et les pleurétiques.
Si les premières notions du mal ont conduit à chercher le remède, les bons effets du remède sont, à
leur tour, devenus un motif pour mieux s'enqué-
rir d'un mal terrible, devenu pourtant le triomphe de la médecine.

Mais, pour en revenir aux substances amères
toniques, aromatiques, employées avant le quinquina, auquel on a voulu suppléer par des végétaux indigènes ou par leurs principes, on sent

bien que c'est avant l'accès que ces remèdes doivent être donnés, et que ce qu'on peut connaître de leur nature, prouve qu'ils sont plus propres à prévenir le frisson qu'à diminuer la chaleur.

J'en dirai autant du quinquina, de sa décoction, de son extrait, et même du sulfate de quinine, qui, par son peu de volume, est comparativement si facile à supporter par l'appareil digestif, et si peu capable d'ajouter à l'excitation générale lorsqu'elle existe. Ces remèdes sont surtout des moyens de prévenir le froid; car, lorsque le froid a commencé, ils perdent beaucoup de leur action; et lorsque la chaleur est développée, on peut ajouter que leur action commence par être nuisible. Il serait bien étonnant, en effet, lors même que l'expérience n'aurait pas prononcé sur cette question, que des substances qui empêchent le froid de se faire sentir en nous, n'ajoutassent pas quelque chose à la chaleur plus que naturelle qui existerait au moment de leur administration. Depuis que le sulfate de quinine a permis de donner le même remède sous un poids et peut-être aussi sous un volume trente-six fois moindre, on a voulu administrer ce spécifique pendant la période de la chaleur, prétendant qu'il n'en résultait aucun inconvénient. Cette méthode de faire prendre, en dépit des circonstances, une substance qui ne peut agir que contre l'accès suivant, ne devient possible qu'avec le sulfate de quinine, et impérieusement nécessaire que lorsque la fièvre est subintrante; et encore faut-il alors observer, pour donner ce préservatif d'un mal périodique devenu presque continu, que la chaleur ait passé sa plus haute période et entre dans celle du déclin. J'avoue qu'aujourd'hui cet expédient me paraîtrait préférable à celui que suggéraient naguère les succès des immersions ou des bains froids dans certaines maladies aiguës. Des praticiens, enhardis par ce qu'ils en avaient obtenu, conseillaient d'arrêter l'accès de la chaleur par un bain froid, pour pouvoir *placer* le quinquina, comme on le disait. Je ne disconviens pas que cet expédient puisse être utile dans les pays chauds et chez les jeunes sujets ; mais tout ce que nous venons de dire détruisant en partie ce qu'il y avait de mystérieux dans les maladies dont nous parlons, prouve qu'on ne doit pas tout attendre de moyens aussi violens, aussi peu faciles à graduer, et dont l'action, peu supportable, ne saurait être que de courte durée ; ce qui ne suffit pas ordinairement au rétablissement du système nerveux dans son état naturel. Les applications du froid, de la glace même sur la tête, s'il y a lieu, les lotions, les aspersions froides de quelque partie ou de la totalité du corps, sont des médications moins actives par lesquelles il faut préluder à l'emploi des bains froids, dont je suis loin de nier absolument les avantages, en ayant vu résulter et en ayant obtenu moi-même les meilleurs effets dans le typhus et les gastro-entérites aiguës, comme il sera dit plus loin (dans la deuxième partie de ce travail).

Des frictions et l'application de la chaleur sur

les surfaces du corps que la chaleur naturelle va
quitter par défaut de l'influence nerveuse, ou par
son altération, deviennent d'une utilité qu'on ne
saurait contester dans les accès ordinaires, et qui
est bien plus réelle encore pendant la durée du
froid opiniâtre des fièvres algides. Il peut être alors
d'un grand secours de placer les malades, en totalité ou en partie, dans des tissus mauvais con-
ducteurs de la chaleur, tels que sont ceux de co-
ton, de laine, les fourrures des animaux. Les pé-
diluves, les demi-bains, les maniluves chauds et
sinapisés, les diverses frictions irritantes et aromatiques, etc., etc., sont des auxiliaires que la
raison prescrit et dont l'emploi, sagement dirigé,
peut beaucoup contribuer au succès des médicamens internes ; comme les remèdes opposés,
administrés dans la période de chaleur, peuvent
beaucoup en diminuer l'intensité et les inconvéniens. J'aurai occasion de dire plus tard combien
il serait avantageux d'avoir, dans les hôpitaux,
des salles de température différente, pour y placer,
selon les climats, les saisons et les divers genres
de maladies, les individus qu'on est appelé à y
traiter. Je dois faire remarquer maintenant que,
pour être utile, il faut être attentif à varier promptement l'administration des soins dans des maladies qui varient elles-mêmes de la manière la plus
prompte et la plus marquée, les malades passant
en peu de temps du chaud au froid, du calme à
l'agitation, des apparences du mieux-être à un
danger imminent. Combien ne peuvent pas devenir

dangereuses des médications qui impriment un changement durable et plus ou moins permanent à l'économie, tels que sont les saignées abondantes, générales ou locales, les vomitifs, les purgatifs, les stimulans internes donnés à contre-temps! Combien ne doit-il pas être difficile de se servir avec certitude d'agens aussi actifs, dans des maladies aussi sujettes à des alternatives, à des oscillations !

J'ai assez fait sentir qu'il était rare de trouver, dans les fièvres intermittentes pernicieuses, les caractères des inflammations vraies, franches et actives, pour n'avoir pas besoin de signaler les dangers d'un traitement antiphlogistique rigoureux qui serait intempestif. Par la raison qu'on insiste avec certitude sur ce genre de médication dans beaucoup de cas, les hommes de bonne foi conviendront qu'il faut s'en méfier dans ceux-ci et n'y recourir qu'avec une extrême circonspection. Les médecins qui savent combien sont précaires les ressources d'une constitution frappée de cette manière dans le système nerveux qui doit la vivifier, apprécieront combien il faut être timide à soustraire un stimulant aussi essentiel à la vie que le liquide sanguin; comme aussi les praticiens se rappelleront tout ce que peuvent des évacuations sanguines pratiquées et répétées à propos, pour soulager des forces opprimées, faire cesser des congestions dangereuses, et quelquefois même relever un pouls sans consistance et comme défaillant. *Ab adjuvantibus indicatio.*

FIÈVRES INTERMITTENTES ET RÉMITTENTES PERNICIEUSES OBSERVÉES EN AFRIQUE.

Après des faits isolés recueillis et cités dans le but de les faire connaître chacun en détail, on verra avec plus d'intérêt des exemples de fièvres intermittentes et rémittentes pernicieuses se développant en plus grand nombre sous l'action de causes devenues elles-mêmes plus intenses.

Sur le territoire d'Alger, dont ils se sont depuis peu rendus maîtres, les Français devaient éprouver des maladies intermittentes et rémittentes bien graves, si les causes que j'ai accusées de les produire sont celles qui leur donnent réellement naissance : car l'action du soleil doit être forte sur la côte septentrionale de l'Afrique ; les variations atmosphériques doivent être très marquées dans les plaines étroites comprises entre les monts Atlas et la mer ; l'air peut y être corrompu par les miasmes des marais situés seulement à quelques lieues d'Alger ; les habitations, insuffisantes dans la ville, le sont bien plus encore dans les champs, où il existe à peine des abris contre les intempéries des saisons ; les militaires, obligés à faire un service pénible pour contenir sans cesse un ennemi dangereux, en sont d'autant plus exposés aux influences atmosphériques. Voilà bien des causes réunies pour engendrer des maux : ajoutons que, sur cette terre si mal disposée pour recevoir de nouveaux hôtes, on apporte des hommes nés sous un climat moins chaud, jeunes, actifs, et qui ne dépouillent pas assez, en y arrivant, les habitudes d'intempérance qui leur étaient nuisibles même dans leur patrie. On prévoit jusqu'à un certain point ce qui peut en résulter. Pour ne pas en affaiblir le tableau, je rapporterai les expressions des médecins qui se sont appliqués à le tracer avec un esprit indépendant. Quoique nous ayons travaillé à l'insu les uns des autres, il y a une telle conformité entre ce qu'ils ont vu et ce que j'ai dit, qu'il semblerait que leurs observations ont été faites pour servir de complément à mes recherches. Le lecteur remarquera sans doute la sagacité avec laquelle ils ont caractérisé les symptômes en les décrivant. Il ne s'agit pas des maladies qui atteignirent les troupes françaises à l'époque de la conquête et dans la confusion qui dut temporairement en résulter, mais de celles qui se développèrent l'année suivante, pendant un calme comparatif.

« Ce qui distingua encore les affections morbides des premiers mois de l'année 1831 (1), fut leur variété, les différences de gravité de la même maladie chez les différens sujets, et enfin le type ordinairement continu des mouvemens fébriles observés,

---

(1) Voyez dans le XXXIIIe volume des mémoires de médecine, chirurgie et pharmacie militaires, une lettre médicale adressée, par MM. Antonini, Monard (Charles) et Monard (Pascal), médecins ordinaires, à MM. les officiers de santé en chef de l'armée d'Afrique, en Octobre 1831.

et qui étaient toujours proportionnés à l'étendue ainsi qu'à l'intensité des lésions organiques dont les symptômes locaux ne manquaient pas de se manifester avant ceux de la réaction sympathique.

Mais au lieu de cette succession régulière de symptômes, de ce rapport constant entre les uns et les autres, vers la fin de Juin, quelques nouveaux malades, atteints brusquement de céphalalgie avec un sentiment de fatigue générale, commencèrent à présenter de véritables accès fébriles, à périodes bien marquées. Ces accès semblèrent, à juste titre, établir le caractère essentiel de la maladie, en prédominant dans tous les cas, et en provoquant des accidens de diverses natures, qui offrirent plus d'intérêt que la plupart des signes d'irritation locale, d'ailleurs souvent assez peu sensibles dès l'invasion, et surtout durant les premiers intervalles apyrétiques. Nous fûmes avertis dès-lors que le danger ne provenait plus des progrès d'une phlegmasie locale primitive, mais bien du retour des phénomènes généraux les plus propres à réveiller, dans les principaux organes, des irritations suivies de congestion, ou à produire cet état de stupeur, que les meilleurs observateurs n'ont pas craint d'attribuer à une action délétère portée sur tout le système nerveux.

C'est ainsi que parut s'ouvrir pour nous un nouveau champ d'observations auxquelles nous étions préparés, l'un de nous par sa pratique dans des circonstances à peu près semblables, tous par la lecture des ouvrages de Torti, de Lancisi et de

Werlhoff. Effectivement, dès le mois de Juillet,
la généralité des maladies affectant le même caractère et la même marche périodique, la constitution médicale s'établit, et nous vîmes se multi-
plier des faits dignes du plus haut intérêt......

. . . .

. . . .

... Nous nous bornerons à considérer, dans les
affections fébriles qui font l'objet de ce travail, leurs
différens types, les accidens qui accompagnèrent
les réactions qui leur succédèrent, et enfin les
complications que les maladies elles-mêmes qu'ils
semblèrent constituer ont pu présenter.

Sous le premier rapport, les fièvres périodiques
d'Alger se sont montrées en affectant tous les types. Les plus nombreuses cependant furent les
rémittentes et les subintrantes quotidiennes. Après
elles, les plus fréquentes ont été les intermittentes
quotidiennes et les doubles tierces, souvent faciles à confondre. Vinrent ensuite les tierces, et
en dernier lieu les quartes.

Le retour des accès, quelle que fût leur forme,
tantôt variable, et tantôt remarquable par sa régularité, n'a pas toujours non plus été annoncé
par des frissons égaux en intensité ou en durée.
Cette dernière différence surtout a paru susceptible de données propres à éclairer le diagnostic,
en révélant, dans certains cas, le développement
brusque d'une irritation susceptible d'abréger la
période du froid, en provoquant plus promptement une réaction et les sympathies qui lui sont

propres; et, dans certains autres, une irritation préexistante, qui, en se réveillant sous l'influence du refoulement du sang du système capillaire sanguin de la périphérie dans le système capillaire sanguin du centre, produisit le même résultat.

Alors, par conséquent, la courte durée des frissons n'a pu être jugée favorablement, puisque l'on vit, dans ces cas, une méningite aiguë ou une pleuro-pneumonie se déclarer, et non moins fréquemment une gastro-entéro-colite s'exaspérer, en augmentant de plus en plus la tendance du mouvement fébrile à passer à l'état continu, comme cela arrive lorsqu'une phlegmasie, déjà assise dans les tissus, reçoit de chaque accès une impulsion qui ne peut qu'accélérer leur désorganisation.

D'autres accidens plus graves encore ont également pris leur source dans l'intensité de la première période des accès fébriles, et ce fut principalement lorsqu'il parut en résulter, soit des congestions viscérales de nature à enrayer, pour ainsi dire, toute action organique, soit une trop forte sédation du système nerveux, ou même ces deux effets à la fois. Le froid prolongé, dans ces nouvelles circonstances, n'indiquant plus qu'un défaut plus ou moins complet de réaction, fut toujours du plus mauvais augure.

Considérés d'après cette double série de phénomènes caractérisés, les uns par une réaction forte et assez prompte, et les autres par une réaction incomplète ou tardive, les accès purent être distingués d'une manière tranchée en deux séries. A

la première appartinrent ceux que nous appelâmes
accès céphalalgiques ou céphaliques, accès pleuro-
pneumoniques, accès avec gastro-bronchite, gastrite aiguë, gastro-duodénite ou gastro-entéro-colite. La seconde comprit les accès comateux, les
accès avec congestion pulmonaire grave; enfin,
les accès à la fois cardialgiques et cholériques,
qui semblèrent liés à des engorgemens rapides du
foie et de la rate, et à la suite desquels, lorsque
la réaction parvint à s'établir, le mouvement fébrile continu, une prostration extrême, un léger
délire, l'ardeur et la teinte jaune de la peau, des
vomissemens de bile plus ou moins altérée, cons-
tituèrent un ensemble de symptômes auquel nous
conservâmes les dénominations de fièvre ictérique
et de fièvre cholérique.

Fesons encore observer que les accès, sous ces
différentes formes, parurent plutôt propres à certains types de fièvres qu'à d'autres : ainsi les premiers se manifestèrent principalement dans les quotidiennes rémittentes et subintrantes, de même
que dans les quotidiennes intermittentes; les se-
conds dans les tierces, doubles tierces et quartes,
d'invasion récente; en sorte que l'état complètement apyrétique ne fut jamais qu'une raison de
plus pour redouter un danger auquel on ne pouvait que trop s'attendre, en voyant se justifier la
qualification de pernicieuses, donnée surtout aux
dernières de ces fièvres.

Dans cette distinction des accès que nous ache-
vons de faire, se trouve comprise celle des com-

plications que nous avions également l'intention de signaler ; mais il nous reste à nous expliquer sur l'origine, la marche, les suites de chacune d'elles.

La plus fréquente de toutes, celle qui, consistant dans l'irritation des voies digestives, ne fut jamais plus marquée que dans les fièvres qui se rapprochèrent davantage du type continu, nous aurait paru confirmer l'opinion des pathologistes qui regardent la muqueuse gastrique comme le siége des impressions morbides primitives donnant lieu aux réactions intermittentes, si, dès le début des maladies, cette irritation avait été constamment révélée par les signes qui lui sont propres ; si, bien que le contraire eût plus tôt lieu, son évidence à l'état de phlegmasie avait toujours été en proportion de l'intensité des phénomènes fébriles périodiques et de l'affection des centres nerveux ; si, enfin, elle ne s'était bien souvent manifestée qu'après une succession d'accès, en ne prenant insensiblement de la gravité que vers leur déclin, ou en devenant, sous la forme de diarrhée ou de dyssenterie, comme la conséquence inévitable de leur retour. Ce fut effectivement sous ces deux dernières formes que la phlegmasie gastrique et intestinale se généralisa davantage, qu'elle rendit les guérisons plus difficiles et plus longues, en s'opposant au retour des forces, et en favorisant le développement d'ascites, avec infiltration des extrémités inférieures.

Nous ne pûmes donc, dès-lors, considérer les

phlegmasies gastro-intestinales comme l'élément essentiel de l'apparition des accès fébriles, qui cessaient alors d'être toujours symptomatiques, et nous nous bornâmes à noter leur concomitance sans méconnaître toutefois leur influence, d'une part sur la marche des pyrexies qu'elles accompagnèrent, en changeant souvent leur type, et de l'autre sur leur gravité, en augmentant, à raison de leur siége, la disposition aux congestions sanguines vers l'abdomen, et surtout vers le foie et la rate, qui recevaient déjà d'elles un surcroît d'excitation sympathique.

En examinant de même les circonstances de l'apparition des bronchites, qui, dans un temps, non moins fréquentes que les irritations gastriques, ont existé ensemble, et à une autre époque se sont montrées principalement pendant la convalescence des fièvres, nous retrouvons les mêmes motifs pour ne voir en elles qu'une complication, peut-être non moins inévitable que la précédente, mais plus certainement due à des causes indépendantes de celles qui imprimèrent un cachet particulier à toutes les maladies de l'époque.

Dans nombre de cas, ces irritations firent à leur tour des organes respiratoires un véritable centre de fluxion, vers lequel, au renouvellement des accès, l'action organique exaltée appela de préférence le sang; ce qui concourut à la production de congestions toujours fâcheuses. Lorsque celles-ci n'acquirent point l'intensité des apoplexies pulmonaires, elles furent suivies de pneumonies, de pleuro-pneumonies aiguës, ou d'engorgemens chroniques qui devinrent l'origine la plus commune de ces pneumonies latentes, où l'inflammation, long-temps obscure, ne se révèle que par les signes de l'hépatisation et de la désorganisation qu'elle a opérées, ou par l'activité qu'elle prend enfin lorsque l'organisme se ranime, et que la récupération graduelle des forces donne la trompeuse espérance d'une guérison prochaine.

Si, actuellement, après avoir rapporté ce qui éloigna de nous l'idée d'attribuer positivement à l'une ou l'autre des affections locales dont nous venons de parler, ou à toutes les deux à la fois, le mouvement fébrile périodique, qui, en se joignant à elles sans le caractère des réactions ordinaires, nous sembla constituer une véritable deutéropathie avec influence réciproque, nous passons aux cas d'affections cérébrales, nous n'éprouverons plus l'embarras d'une distinction à faire entre les accidens fébriles eux-mêmes et les accidens concomitans, susceptibles de plus ou moins de rapport avec eux. *Tous*, depuis la céphalalgie jusqu'au coma, en choisissant surtout pour objets de nos réflexions à cet égard, les maladies où ces phénomènes existèrent seuls, se montrèrent *essentiellement idiopathiques*, et ne différèrent entr'eux que par le plus ou le moins de fixité ou d'intensité de l'irritation encéphalique, provoquée par le trouble primitif du principal centre nerveux.

La céphalalgie, rapportée au premier degré de

cette irritation, était en droit de fixer l'attention par son apparition dans tous les cas de fièvre d'accès, même dans ceux, assez rares toutefois, où il y eut principalement rachialgie, et plus encore, indépendamment de sa constante priorité sur tous les autres phénomènes, en se montrant souvent seule, surtout dès le début. Précédant alors les frissons, augmentant pendant leur durée, plus ou moins marquée après, provoquant quelquefois des vomissemens qui ne s'expliquaient que par la participation sympathique de l'estomac aux souffrances de l'encéphale, elle se distingua encore par une disposition des plus marquées à passer très promptement à l'état phlegmasique. Ce dernier état se caractérisa sous la forme de méningite, avec délire, agitation, cris, vociférations, ou sous celle d'encéphalite, avec perte complète de connaissance, convulsions épileptiformes, coma, alternatives de contractions et de résolution musculaires.

Nous vîmes cependant des malades, tombés dans cet état, se relever, ne plus avoir d'accès, ou n'en éprouver que de légers qui ne s'opposèrent pas long-temps aux progrès d'une convalescence franche; d'autres, au contraire, y restèrent quelquefois plus de trois jours, qui suffirent à la formation d'escarres sur les parties froissées par le décubitus, ou excoriées par des topiques, et prouvèrent la facilité avec laquelle les tissus s'engorgent et se gangrènent lorsque, pendant quelque temps, l'innervation leur a manqué. »

Si ces Messieurs avaient remarqué l'heure où les accès revenaient, ils auraient probablement vu que leur invasion avait lieu principalement au milieu de la journée, et la cause en eût été par là rendue aussi évidente, que la nature et l'enchaînement des symptômes le sont devenus par leur récit. Si j'ai été compris jusqu'à présent, les commentaires sont inutiles pour faire ressortir les traits remarquables de cette description. Je dois faire remarquer seulement que lorsque j'ai douté, à la page 108, que des accès de fièvre intermittente pussent donner lieu à des irritations de poitrine et à des gastrites, en fesant refluer le sang de l'extérieur à l'intérieur, selon l'opinion du professeur Broussais, il ne s'agissait que des fièvres intermittentes simples ou ordinaires ; car on a pu voir ultérieurement, lorsqu'il a été question des fièvres intermittentes pernicieuses, combien j'attribuais d'influence à la lésion du système nerveux qui constitue les accès, sur les viscères de l'abdomen et de la poitrine : dans la description que je viens de rapporter, elle est encore plus marquée.

Les auteurs passent à l'examen des causes. Ils en admettent de locales, ou tenant partout à la négligence des soins de propreté, et de spéciales, ou provenant de l'influence de marais situés sur le territoire d'Alger. Mais, considérant la chaleur comme le moteur qui met en jeu toutes les autres causes d'insalubrité, ils n'accordent peut-être pas assez à la chaleur elle-même, ou à la température, et à ses accidens, capables, selon moi, de produire des maladies de ce genre dans les contrées où l'air est le plus pur et tout-à-fait exempt d'émanations marécageuses. Peut-être pourra-t-on vérifier (à Bone et à Oran) le degré de fondement de cette opinion. On sent bien qu'elle n'est à ce sujet que conjecturale, et que je ne prétends pas, sans être allé en Afrique, atténuer des observations faites sur les lieux avec autant de capacité que de zèle et de constance. J'émets une opinion fondée sur de nombreux antécédens ; j'appelle l'attention des médecins que je viens de citer, ou celle de leurs successeurs, sur cette manière d'envisager les causes, et peut-être reconnaîtra-t-on que des marais, placés à trois ou six lieues sud-ouest ou sud d'Alger, sont moins capables d'agir sur les habitans de la Ferme-Modèle, de la Maison-Carrée ou de la localité désignée sous le nom de Mustapha-Pacha, et sur tous les postes militaires, que la chaleur et les vicissitudes atmosphériques qui se font sentir partout. Si les lieux dont je viens de parler subissent cette influence palustre dangereuse, on croira difficilement qu'elle s'étende jusqu'à Alger, où les maladies sont cependant beaucoup plus fréquentes l'été que dans les autres saisons.

Les mesures prises par l'autorité ne les empêchèrent pas d'être très nombreuses l'année suivante, comme le prouve une lettre médicale sur les hôpitaux d'Alger, dont j'extrais les passages suivans :

« La ceinture de troupes qui garde la ville et le territoire d'Alger est campée pendant toute l'année, et de plus quelques-uns de ses campemens sont situés dans des localités insalubres. Le chiffre des malades d'une armée placée dans ces circonstances doit être fort élevé : pendant l'été de 1832, il atteignit 4,500 ; c'est le tiers du nombre total des soldats. Les hôpitaux déjà organisés dans la ville d'Alger furent insuffisans pour recevoir tant de lits, et l'on dut créer des hôpitaux temporaires. De grandes baraques, dont les murs principaux sont en pisé et les couvertures en planches, furent construites à une demi-lieue à l'est d'Alger, près d'une station militaire nommée Mustapha-Pacha. Ces baraques pouvaient contenir 1,000 à 1,100 lits. Une mosquée, située dans l'intérieur de la ville, fut prise et convertie en hôpital. La caserne du fort neuf, près Babel-Ouad, reçut la même destination. Enfin, on jeta les yeux sur un local qui, par sa position et son immensité, pouvait à lui seul rendre tous les autres hôpitaux inutiles : je veux parler du jardin du dey.

Ce lieu, créé, comme son nom l'indique, par un des souverains électifs de la régence d'Alger, est situé à un quart de lieue à l'ouest de la ville. C'est un grand carré de murailles qui circonscrivent un terrain parsemé de plusieurs corps de logis. Les intervalles étaient disposés à peu près comme nos potagers........ C'est à la place jadis occupée par les légumes que l'on a construit les grandes baraques destinées aux sous-officiers et soldats.

Elles sont au nombre de neuf, pouvant contenir de 100 à 150 lits chacune. Il y a encore place dans le jardin pour en construire deux ou trois fois ce nombre ; mais il est probable qu'avant de l'augmenter on songera à un mode de construction plus durable que les baraques en bois. *Dans l'été, ces baraques sont d'une insupportable chaleur ;* et dans l'hiver elles peuvent être endommagées par les vents et les pluies d'orage, qui ont déjà, sur la côte barbaresque, toute la furie et toute la durée des pays tropiques..............................

Je vais maintenant dire quelques mots des maladies dominantes dans les hôpitaux que je viens de décrire. Les fièvres d'accès et la dyssenterie sont les maladies les plus communes dans notre armée d'Afrique, comme dans tous les pays où la journée est chaude et la nuit froide et humide. Dans les cantonnemens voisins de la rivière des Harrazets et de la plaine de la Métidja, l'intensité et le danger de ces deux affections sont plus grands. Souvent la fièvre offre le type continu avec des altérations profondes dans toutes les fonctions et une tendance marquée à la fièvre pernicieuse. Le docteur Campmas, un des médecins ordinaires les plus distingués, dans une réunion d'officiers de santé, tous remarquables par leurs lumières, m'a souvent montré des individus venant de Kouba, Birkhadim, la Maison-Carrée ou la Ferme-Modèle, et chez lesquels la fièvre en question pouvait s'appeler *verte,* à cause de la couleur singulière qu'elle donnait, dès le début, à la peau du malade. Cette espèce d'ictère se dissipait à mesure qu'il survenait quelque amélioration dans les autres symptômes de la maladie ; mais le plus souvent ces fièvres *vertes* se sont terminées par une mort prompte, ou bien précédée de tous les symptômes ataxo-adynamiques. A l'autopsie, on n'a point trouvé de désordres visibles : il est probable que, s'il y en avait de matériels, ils étaient dans ces organes d'une structure délicate, où nos sens et nos instrumens grossiers ne peuvent guère les constater. Je veux dire les centres nerveux. »

(Extrait de la Gazette médicale, du 19 Janvier 1835).

On voit, par ce récit, que la plupart des soldats bien portans sont établis sous des tentes (et, qui pis est, sous des tentes européennes), et que les malades sont placés dans des constructions improvisées, qui ne les garantissent que d'une manière fort insuffisante du chaud et du froid.

Avec l'idée que la plupart des maladies graves qui sévissent à Alger pendant la saison des chaleurs, proviennent de l'influence des marais, on s'attacherait d'abord à les dessécher ; et, dans une aussi grande entreprise on pourrait employer inutilement beaucoup de temps, de monde et d'argent.

Il me paraîtrait beaucoup plus urgent de bâtir des abris ou des habitations convenables, dont on ferait les murs très épais pour qu'ils fussent moins pénétrables à la chaleur. Il ne suffirait pas de couvrir ces constructions en planches ou en tuiles : il faudrait encore que les maisons, les casernes, les hôpitaux, eussent un plafond d'un pied et demi d'épaisseur, en terre ou en maçonnerie, pour empêcher la chaleur de s'introduire par le toit. C'est de cette manière et à l'aide de terrasses pratiquées au-dessus des maisons, qu'on s'en garantit dans les pays où elle est le plus incommode et dangereuse. C'est alors seulement que les militaires et les habitans pourront trouver dans ces demeures a fraîcheur nécessaire à l'entretien de la santé et à la guérison des maladies. A l'hôpital dit de la Salpêtrière, près de la ville d'Alger, il existe des salles voûtées d'une étendue immense, qui servaient autrefois de caserne aux janissaires. *Toutes choses égales d'ailleurs,* ces salles voûtées me sembleraient par cela seul préférables à d'autres, comme caserne ou comme hôpital.

Aucune de ces précautions n'est à dédaigner si l'on veut s'établir d'une manière durable et avec avantage dans un pays où les Français auront toujours contr'eux leur religion, beaucoup moins favorable à l'entretien de la santé, dans ces contrées, que le mahométisme, dont les préceptes semblent avoir été calculés pour faciliter à l'homme le séjour et l'empire des déserts brûlans. En effet, outre la privation absolue de toutes les boissons fermentées ou alcooliques qu'elle impose, elle prescrit, à plusieurs époques de l'année, l'abstinence de toute boisson, de l'eau elle-même pendant que le soleil est sur l'horizon, comme pour accoutumer ceux qui doivent parcourir les déserts à sup-

porter la soif dès leur enfance. Il est curieux de
voir , dans le voyage à Tembouctou , par M.
Caillié, avec quel scrupule les musulmans s'ac-
quittent d'un aussi pénible devoir religieux dans
l'intérieur de l'Afrique. Le lecteur initié dans l'art
médical, ne remarquera pas avec moins d'intérêt
que M. Caillié lui-même arriva, à travers les déserts, à Tanger, puis à Toulon et à Paris, avec
le ventre enflé par les accès d'une fièvre intermittente, qu'il avait contractée dans cette dangereuse et bien louable tentative de découvertes
utiles.

LES FIÈVRES INTERMITTENTES PERNICIEUSES ONT PU ÊTRE CONNUES DE L'ANTIQUITÉ.

Avant de terminer, je me sens entraîné à dire
un mot sur une question qui se rattache à l'histoire de l'art, à celle des infirmités humaines, et
qui peut me conduire à parler de quelques restes
de l'antiquité, précieux pour les médecins du
temps actuel.

La plupart des auteurs qui ont écrit sur les
fièvres intermittentes pernicieuses, ont examiné
si ces maladies étaient connues de l'antiquité, et
principalement d'Hippocrate : quelques réflexions
et l'examen des lieux peuvent, je crois, répandre
un certain jour sur ce sujet.

Hippocrate connaissait les fièvres intermittentes.
Nous avons vu que lorsque ces maladies existent
en certain nombre dans une contrée, il en est toujours quelques-unes qui prennent le caractère

pernicieux ou deviennent promptement mortelles, si l'on n'y apporte les secours nécessaires ; or, nous sommes en droit de penser que les fièvres intermittentes abondaient autrefois à Épidaure.

Cette ville, nommée encore aujourd'hui Epidavros, est située sur la côte occidentale du golfe de Saros ou d'Égine, entre l'isthme de Corinthe et la presqu'île de Méthana. Placée au bord de la mer, au pied du mont Arachaé (1) qui l'abrite des brises du nord-ouest, elle est exposée aux rayons du soleil depuis son lever jusqu'à 3 ou 4 heures de l'après-midi. Ils y acquièrent une telle force, qu'ils seraient probablement suffisans pour donner lieu aux fièvres intermittentes du plus mauvais caractère. Mais cette cause puissante de leur développement n'est pas la seule en ce lieu : un marais profond s'étend aujourd'hui au nord de la ville le long de la côte, depuis la douane jusqu'à la langue de terre qui joint le rocher de l'antique Épidaure au rivage. Il est probable que cette ville, qui ne pouvait être considérable sur la surface dont je viens de parler, où se trouvent encore ses ruines, s'étendait vers ce marais, et était préservée, par des mesures hygiéniques, des exhalaisons nuisibles qui s'élèvent aujourd'hui de cette plage. Mais rien ne pouvait la garantir de l'influence des rayons du soleil, d'au-

____

(1) C'est, dit-on, sur cette montagne que furent allumés les feux qui annoncèrent à Clytemnestre la prise et la ruine de Troie.

tant plus dangereux, que la presqu'île de Méthana intercepte les brises du sud-est qui dominent aussi dans cette contrée. Quant aux vents d'est, les seuls qu'Épidaure puisse recevoir, ils ne s'y font sentir que lorsque la saison des fièvres est passée.

Ces maladies y sont chaque année fort communes l'été et l'automne, quoique les eaux y soient de bonne qualité. L'assemblée nationale qui y proclama l'indépendance de la Grèce en 1822, ne put s'y maintenir à cause de leur fréquence et de leur intensité.

Au sud d'Épidaure, en suivant la côte, on trouve le Phanary, pays de montagnes, situé vis-à-vis la presqu'île de Méthana, et où les fièvres sont aussi rares qu'elles sont fréquentes dans les environs. Les habitans des villages n'en sont pris que lorsqu'ils vont travailler dans la plaine de Démala. L'un de ces villages à 200 mètres d'élévation au-dessus du niveau de la mer, l'autre 380; l'eau y est excellente, l'air vif : ils sont exposés à l'est.

Toute la plaine de Démala, nom ignoré sous lequel on désigne aujourd'hui l'antique Trézène, est, jusqu'auprès de Poros, basse, marécageuse, et bordée de marais salans. Les fièvres y font tous les ans des ravages. La nombreuse population appelée par le malheureux président Capo-d'Istria, pour s'y livrer à la culture de la pomme de terre, y fut presqu'anéantie par ces maladies.

On sent bien que le manque de toute espèce de ressources, d'abris, et presque de culture, peut rendre aujourd'hui inhabitables jusqu'à un cer-

tain point, et même insalubres, des lieux où vé-
cut jadis une nombreuse population sous l'influence salutaire des lois, de l'industrie, du commerce, des arts. Mais là où les fièvres intermittentes naissent avec tant de facilité sous l'action
pénétrante du soleil, réfléchi par les rochers arides
de la Trézénie et de l'Hermionide, on peut croire
qu'autrefois, avec de nombreux habitans, ces maladies devaient être familières, et que les convalescens échappés à leur premier danger affluaient
au temple d'Esculape.

On me demandera peut-être si le temple était
dans la ville d'Épidaure, dont je viens de repré-
senter la position comme si peu favorable à la
santé, et si l'on voit des restes de cet ancien édifice rendu si cher à l'humanité par le génie d'un
grand homme.

Je répondrai que le temple fameux n'était pas
dans la ville, et qu'on peut en voir encore assez
de restes entourés de monumens en ruine, pour
n'avoir aucun doute sur sa position.

Passant à Napoli-de-Romanie, en Novembre
1829, je devais, en vrai croyant, faire un pèle-
rinage à Épidaure, lieu doublement intéressant
pour nous à cause de l'édifice sacré dont il s'agit
et de l'événement mémorable dont j'ai parlé tout
à l'heure. De Napoli on va d'abord directement à
l'est vers le village de Ligourio, qui en est à cinq
lieues. Mais, un quart d'heure ou vingt minutes
avant d'y arriver, il faut prendre à droite des chemins peu fréquentés qui conduisent au petit bois

de Hiéro, où sont les ruines du temple, etc. Ceci explique pourquoi beaucoup de voyageurs, qui suivent le premier chemin jusqu'à Épidaure, y arrivent sans avoir rien vu, et n'y trouvent rien de satisfaisant. Après avoir fait, sur le gazon, un frugal repas avec le *Papas* ou curé d'un village voisin de Ligourio, qui s'offrit à nous guider, nous marchâmes directement au sud, et, au bout de trois quarts d'heure, nous fûmes dans la vallée célèbre. Nous y reconnûmes beaucoup de soubassemens d'édifices qui pouvaient être ceux d'un temple, d'une école, de portiques, de rotondes et d'habitations plus ou moins considérables. Mais tandis que, dans beaucoup d'autres lieux de la Grèce, on voit des pierres énormes indiquer la forme des monumens dont une partie ou quelques colonnes s'élèvent encore au-dessus du sol, ici il n'y avait presque rien de reconnaissable, car rien ne s'élevait au-dessus de la surface de la terre, moins couverte qu'ailleurs de colonnes ou de leurs débris. Harassés de fatigue et pressés d'arriver à Épidaure avant la nuit, nous ne pûmes voir que ce que le prêtre nous indiquait; et il y a apparence que, pour avoir lui-même le temps de regagner sa demeure, il ne nous montra pas tout. On distinguait toutefois une vaste citerne placée non loin d'une source sulfureuse peu considérable, presqu'attenante aux restes informes du temple d'Esculape. Des canaux qui avaient été maçonnés pour y conduire l'eau, se voyaient encore sous les broussailles, et venaient de bains établis sur une hauteur. On nous y conduisit et nous vîmes une espèce de salle oblongue, dont la voûte était soutenue par plusieurs colonnes placées sur une ligne, qui divisaient l'enceinte en deux parties égales. Ce lieu nous parut, en effet, avoir été propre à l'usage dont je viens de parler. Ce qui restait de cet édifice, dans lequel les bergers avaient souvent allumé du feu dans le mauvais temps, paraissait si antique, qu'on pouvait craindre d'en être écrasé. Il ne produisait nullement l'effet des monumens romains que l'habitude fait assez facilement reconnaître. Je ne crois pas que le plafond fût formé en voûte, genre de construction inconnu aux Grecs de l'antiquité : tout conduisait donc à regarder ces ruines comme des plus anciennes qu'il y eût dans cette contrée.

La franchise avec laquelle je viens de dire ce qui était incertain et confus, je l'emploierai à parler de ce qui est positif, visible pour tout le monde et dès-lors incontestable : il s'agit maintenant du théâtre. A quelques centaines de pas du lieu où se trouvent le plus de décombres et la citerne dont j'ai parlé, est un théâtre, le plus beau, et, sans contredit, le mieux conservé qu'il y ait dans la Grèce. J'ai vu ceux de Sparte et de Sicyone parfaitement reconnaissables ; celui d'Argos assez bien conservé, pour qu'on ait pu y tenir, en 1829, l'assemblée des députés de la Grèce : aucun n'est comparable à celui d'Hiéro. Construit pour être découvert, comme tous les théâtres anciens de ce pays, il est taillé dans une colline, et

forme au moins un demi-cercle, sans compter la
scène, qui était peu étendue. Il est composé de
gradins en pierre de taille magnifique. Les pierres,
toutes de la même nuance claire, et se rapprochant
du marbre pour la finesse et la dureté du grain,
sont d'une grosseur et d'une longueur considérables; et c'est là, n'en doutons pas, ce qui a fait
résister jusqu'à présent aux ravages du temps et
des hommes cette partie essentielle d'un édifice
aussi vaste. Comme dans toutes les constructions
helléniques, les pierres ne sont que juxta-posées
et se maintiennent sans aucune addition de bri-
ques, de mortier ni de ciment; mais, avec les
conditions de la solidité, on trouve, dans l'ensemble et dans les détails, une élégance qui prouve
que cette œuvre est des beaux temps de l'archi-
tecture grecque (1). Tous les gradins sont distincts
et faciles à suivre d'une extrémité à l'autre; et si
l'on coupait les arbustes qui ont poussé entre les
pierres et les ont plus ou moins déviées, on verrait cet immense amphithéâtre presque tel qu'il
était il y a deux mille ans. On aime à se figurer
ces belles lignes circulaires, garnies de plusieurs
milliers de spectateurs qui pouvaient y être con-
tenus, et dont la réunion devait offrir un coup
d'œil si beau, si animé, sous un ciel si ravissant,
au temps de la prospérité de la Grèce. On a de

---

(1) Ce théâtre ou les gradins qui en restent ont 80
pieds de diamètre. Les gradins sont au nombre de 59. Il
est l'ouvrage de Polyclète.

la peine, en s'éloignant, à détacher ses regards
de lieux qui retentirent jadis de tant d'acclama-
tions, et où règne maintenant le silence de la so-
litude.

S'il ne peut donner une juste idée de la population d'Hiéro, qui ne fut jamais considérable,
ce théâtre prouve du moins qu'il se rendait quelquefois au temple d'Esculape un grand concours
de monde, et que les distractions et la joie étaient
regardés par les anciens comme un puissant moyen
de guérir les infirmités humaines. La vallée est des
plus agréables : des plantes aromatiques y par-
fument l'air, ainsi que le chemin par où on y
arrive d'Argos et de Mycènes. Ce chemin, facile
ou peu montueux en comparaison de beaucoup
d'autres, invitait à se rendre au temple du Dieu
qui donnait la santé, premier des biens. Tandis
que beaucoup d'édifices anciens sont placés sur
des hauteurs, d'où la vue domine au loin, celui-
ci était dans une vallée riante, où l'on se sentait
entièrement séparé des affaires du monde, et tout
à soi-même pour s'étudier et se rétablir. L'air y est
pur ; car le sol est à deux cents mètres au-dessus
du niveau de la mer, qu'on ne découvre point ; les
eaux y sont abondantes et limpides ; les monts sont
couverts d'arbrisseaux ; et la montagne Velonidia,
qui domine Hiéro, est encore renommée par ses
plantes médicinales. De là jusqu'à Épidaure il y a
deux heures et demie de marche ; le chemin pour
y arriver est tracé au pied d'une montagne, dans
une gorge profonde où des sentiers étroits sont

ombragés d'arbustes. C'était par là que les habitans d'Athènes, de l'Attique, d'Égine, d'Éleusis, de Salamine, de Mégare, débarqués à Épidaure, se rendaient au temple d'Esculape, respirant un air suave et frais qui s'emparait des sens dans cette route mystérieuse, où tout semblait préparer à une influence divine ou à quelque initiation.

Les ruines de la ville d'Épidaure existent encore sur une hauteur, auprès du port actuel : on y voit un mur d'enceinte, espèce de rempart de construction hellénique, qui s'élève à trois ou quatre pieds au-dessus du sol, circonscrivant un terrain couvert de pierres entassées sans ordre. Arrivés le soir par un temps pluvieux à Épidaure, le 16 Novembre 1829, nous dûmes nous embarquer le lendemain de bonne heure pour nous rendre à Athènes, en passant par Égine et Salamine. Si l'existence politique de la Grèce se consolide, comme on doit le désirer, et si le siége du gouvernement est fixé à Athènes, il y a apparence qu'Épidaure reprendra son ancien éclat, et peut-être qu'alors le lieu où Hippocrate recueillit les matériaux de plusieurs de ses immortels ouvrages, sera signalé par quelque nouveau monument au respect et à la méditation des hommes, de ceux surtout qui cultivent l'art dont il fut et le fondateur et le père.

FIN DE LA PREMIÈRE PARTIE.

17

TABLE DES MATIÈRES

CONTENUES DANS CE VOLUME.

FIN DE LA TABLE DE LA PREMIÈRE PARTIE.

ERRATA.

Page 52, ligne 8, au lieu de à celle du soir, *lisez :* et celle du soir

Page 72, ligne 3, au lieu de avois, *lisez :* avoir

Page 128, ligne 6, au lieu de *pleurtéiques*, *lisez : pleu-rétiques*

Page 146, ligne 9, au lieu de le 29 Décembre, *lisez :* le 20 Décembre

Page 154, ligne 8, au lieu d'apparence bilieux, *lisez :* d'apparence bilieuse

Terminez par des guillemets les pages 197 et 213.

POST SCRIPTUM.

J'avais désiré savoir si en France il n'existait pas de fièvres intermittentes dans des lieux élevés où les causes mentionnées aux pages 47 et suivantes doivent se trouver très prononcées. J'écrivis, en Avril 1833, à M. le chirurgien aide-major des troupes qui forment la garnison de Mont-Louis, dans les Pyrénées-Orientales, pour avoir des renseignemens à ce sujet. Il était probable qu'une garnison placée à cette hauteur et auprès de montagnes encore plus élevées, devait en être influencée, et compter au nombre des maladies résultant de cette position des fièvres intermittentes. M. Cluzon, d. m., aide-major attaché aux troupes qui forment la garnison de Mont-Louis (17ᵉ de ligne), était absent lorsque ma lettre y arriva. Ce livre fut imprimé en Juin 1833. A peine l'impression était-elle terminée, que je reçus de cet officier de santé une lettre datée du 20 Juin, dans laquelle il a bien voulu me donner des notes si précieuses à mes yeux, que j'ai cru devoir les ajouter sur cette feuille aux exemplaires qui n'étaient pas encore brochés.

Mont-Louis est, comme on sait, une place forte, située non loin du Canigou, qui est la montagne la plus élevée et la plus connue des Pyrénées-Orientales. Élevé de 2600 à 2700 mètres au-dessus du niveau de la mer, le Canigou a 1000 mètres d'élévation de plus que Mont-Louis. L'hiver dure plus de six mois dans cette place, qui est alors souvent couverte de neige. « La température y est très variable, dit M. Cluzon, comme cela doit être au milieu de montagnes si élevées et si voisines de la mer. La chaleur, abstraction faite de celle qui résulte de la pente au sud à l'approche de midi , n'est , dans les plus longs jours , que de 20 à 25 degrés centigrades ; le froid n'y est guère de plus de 8 à 10 degrés au-dessous de zéro...

...... Les torrens , en coupant les montagnes dans toutes les directions , y établissent des courans d'air impétueux.......... Si à ces vents violens et glacés qui règnent souvent et inopinément dans les Pyrénées-Orientales , on ajoute les influences subites et fortes du soleil de l'Espagne , on pourra se rendre raison de ces transitions continuelles du froid au chaud.

Les montagnes qui bordent Mont-Louis , au midi , sont beaucoup plus élevées et rapprochées que celles qui sont au nord. Celle du *Cambredase* principalement , dont le plateau de Mont-Louis n'est séparé que par un vallon d'environ trois quarts de lieue , peut avoir une hauteur de 2100 mètres.

Cette montagne , dans ses immenses ravins que l'œil aperçoit en petit, conserve, d'un hiver à l'autre , une grande masse de neiges : elle est couverte sur son versant septentrional , et par conséquent du côté de Mont-Louis, de forêts de pins fort étendues , qui viennent se terminer presque jusqu'à l'extrémité du vallon. Les vents du nord , dans leur grande violence , sont refoulés sur Mont-Louis , et y produisent l'effet d'un vent de sud très froid. »

Au milieu de ces changemens presque continuels de l'atmosphère , les maladies aiguës des voies respiratoires , etc., sont fréquentes. L'observateur que je cite arriva à Mont-Louis au commencement de l'hiver de 1833, qui fut très rigoureux, et eut à en traiter en grand nombre parmi les militaires. Il ajoute :

« Le froid a été à 10 degrés au commencement de Mars ; les gastro-bronchites ont été communes. Vers la fin du mois, le vent du sud a produit, pendant deux jours, la fonte d'une partie des neiges ; et, par le retour du vent du nord, il en est tombé environ six pieds. A cette époque il s'est déclaré des arthritis, des érysipèles et des *fièvres intermittentes*, quotidiennes et tierces.

Les fièvres intermittentes se présentent assez communément à Mont-Louis, particulièrement chez les étrangers ; le type qu'elles prennent est quotidien et tierce : on voit rarement des fièvres quartes.

Dans le mois d'Avril, vingt soldats fiévreux sont entrés à l'hôpital. J'étais alors, par intérim, chargé du service de cet établissement. J'ai observé que, chez certains sujets, la fièvre d'accès était compliquée de caractères gastriques, chez d'autres d'état pléthorique, et chez le plus grand nombre elle était simple ou *primitive*.

Les catarrhes pulmonaires ont compliqué quelques fièvres intermittentes ; après avoir combattu l'irritation, les deux affections ont cédé à l'emploi du sulfate de quinine.

Le mois de Mai a été moins froid ; le vent du sud a fait fondre les neiges dans la première quinzaine. Les fièvres gastriques, les diarrhées, les stomatites et les fièvres intermittentes en plus grand nombre ont été les maladies les plus fréquentes.

Le mois de Juin est variable : la chaleur est très modérée, les orages sont fréquens ; les fièvres intermittentes règnent encore, mais avec moins d'intensité. On voit aussi des stomatites, des érysipèles et des dyssenteries.

Les compagnies qui occupent les avant-postes,

en Cerdagne, comptent aussi des fiévreux. Au reste, le pays étant moins élevé que Mont-Louis, et plus humide, il produit journellement ces affections.

Ce n'est pas seulement à Mont-Louis que j'ai observé des fièvres d'accès : à *Prats-de-Mollo* (Pyrénées-Orientales) , élevé à 1600 pieds au-dessus du niveau de la mer, j'ai vu, l'année dernière, plusieurs militaires appartenant au régiment, qui en ont été atteints ; la plupart d'entr'eux ont éprouvé, depuis qu'ils sont ici, le retour de la même maladie.

J'en ai aussi observé à Arles, même département.

Il y en a à Puycerda, ville d'Espagne, province de Catalogne, à six lieues de Mont-Louis, dans la Cerdagne espagnole, placée à une certaine élévation, mais dans un climat plus tempéré. »

On voit que, même avant l'époque où les fièvres intermittentes ont coutume de paraître ailleurs, elles se montrent en certain nombre dans les montagnes, où l'air offre des conditions si différentes de celles qu'on croit les plus capables de les produire. Je livre ces faits à la méditation du lecteur, en fesant remarquer que M. Cluzon est la première personne à laquelle je me sois adressé pour obtenir des renseignemens sur ce point important de pathologie. Nul doute que, si l'attention des médecins se dirigeait vers ce but, ils ne pussent bientôt rencontrer dans les mêmes circonstances, un grand nombre de faits précieux à recueillir.

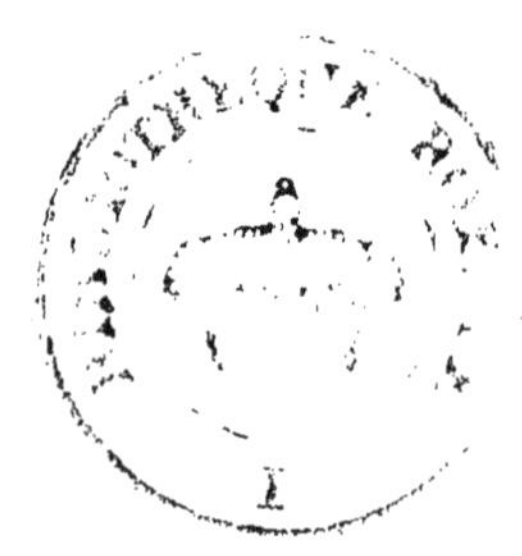

www.ingramcontent.com/pod-product-compliance
Ingram Content Group UK Ltd.
Pitfield, Milton Keynes, MK11 3LW, UK
UKHW021016140726
13695UKWH00001B/292